現役歯科医が警鐘

こんな歯医者に行ってはいけない

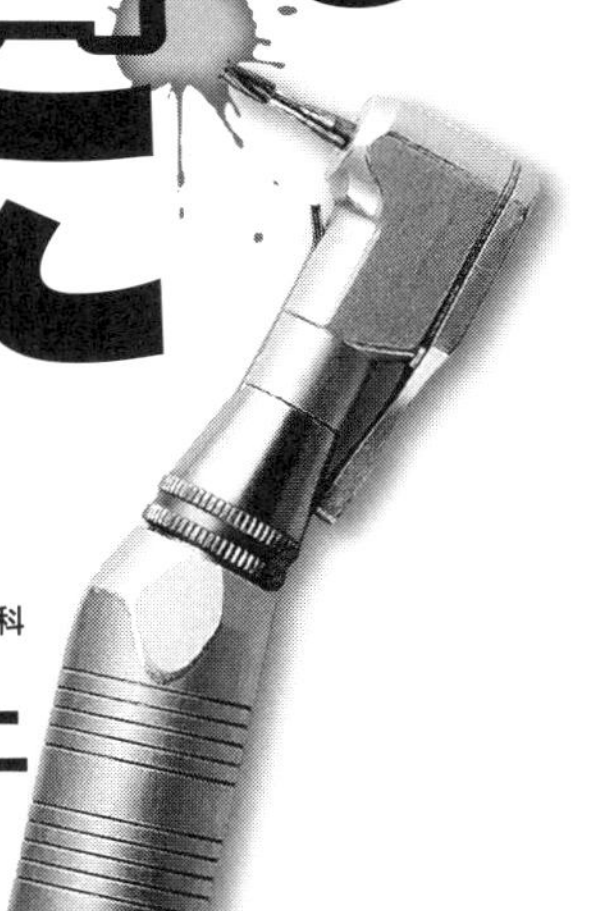

医療法人社団 仁愛会歯科
目黒クリニック院長
今枝誠二

講談社ビーシー／講談社

はじめに

私は、医療法人社団仁愛会歯科目黒クリニックの院長をしております。当院は、2017年8月に開院した新しいクリニックで、口腔内3D光学スキャナーやマウスピース矯正システムなど、数々の先端機器を揃えて、患者さんたちのニーズにお応えする医療の実現を目指しています。

思えば、昭和の時代と比べて、歯科医療の世界は大きく変貌しました。私がかつて大学で学んだ治療法の一部も、現在では180度と言えるほどに方針が変わってしまったものもあります。ところが、そんな日進月歩の歯科医療であるはずなのに、旧態依然の悪しき慣習が未だに根強く残ってしまっているのも現実です。

世間には「日本人は清潔できれい好き」というイメージがあるかもしれませんが、「日本人は世界で一番口臭がひどい」と言われている事実を皆さんはご存じでしょうか。日本の30歳以上の成人のうち、およそ8割が歯周病に冒されているというデータがあります。国民的に蔓延している歯周病が口臭の原因と考えていいでしょう。

　歯科医療の先進国と言われるスウェーデンも、かつては「虫歯大国」と言われた過去があります。それでも、1970年代に治療重視から予防重視のスタイルへと転換を図り、現在では虫歯も歯周病も大幅に減少しています。さらに、歯や口のケアを入念に行う意識が国民全体に浸透しているからこそ、歯科医療の最先進国に上り詰めたのです。スウェーデン人は、80代の高齢者でも平均して20本の歯が残存しています。対して日本人は、80代の平均残存歯数は、わずか6・8本なのです。両国の歯科に対する意識の差を如実に著したデータと言えるでしょう。

　日本はなぜ、スウェーデンに遅れを取ってしまったのか、やはりその原因は、日本の歯科医療があまりにも予防を軽視してきたからだと私は考えています。その理由は単純で、「予防」より「治療」をしたほうが歯医者は儲かるからです。日本の健康保険制度は、予防に関しては報酬が支払われません。治療をすれば支払われるので、当然歯医者は「治療」を重視します。

歯科医院は過当競争です。皆さんのご自宅の近所にも、きっと数多くの歯科医院があるのではないでしょうか。実際に、ギリギリの状態で経営している医院も少なくないのです。そんな経営難の医院は、患者さんの利益より、自分の儲けを優先させることになるのです。結果、患者さんの歯の健康は二の次にされてしまうでしょう。

そんな現状の前に、私は患者さんを無視して儲け主義に走るような治療は絶対にするまいと誓って、この仕事を続けてきました。しかし、どんなに自分たちだけが良心に従って患者さんに寄り添っていたとしても、日本の歯科医療が抱える問題は解決されません。

そこで、私はこの本を書くことにしました。刺激的なタイトルかもしれませんが、本書の内容にウソや誇張はありません。すべて歯科医師として、私が本当に感じていること、考えていることをまとめたものです。皆さんの歯の健康にとって、本当に役に立つ情報を、可能な限り紹介しています。本書を通して、皆さんの歯科治療に対する疑問が解決し、歯の健康を考え直す機会になれば、これ以上の喜びはありません。

目次

はじめに……3

序章　なぜ日本は先進国で虫歯が一番多いのか？

たった10分でまともな診察ができるか！
手抜き治療が横行する、歯科医療の構造的欠陥……12
多くの外国人が「日本人は口が臭い」と感じている！
どうしてこうなった!?　日本は口臭大国……14
日本人の約8割が1日2回歯磨きをしている
それなのに口が臭いという驚くべき原因……16
日本とは違い、歯科医療の先進国へと変貌
虫歯大国を脱却したスウェーデンは何が違った？……18
これが低い人ほど危ない！
自分の「デンタルＩＱ」をチェックしよう！……22

1章　歯医者選びで寿命が決まる！　こんな歯医者に行ってはいけない！

●イントロダクション
こんな歯医者には、家族を任せられない！……26
不当に儲けたい医者ほど、歯を抜きたがる!?
1 すぐに抜歯を勧める歯医者は要注意！……30
腕の悪い医者は決して勧めない！
2 「コンポジットレジン」を勧める歯医者は○!?……32
「インプラント1本10万円」の危ないカラクリ
3 激安インプラントを強調する歯医者にご用心！……34
その裏には、本当に患者のことを思っているという真意
4 型取りをやり直しする歯医者はダメな歯医者か？……36
悪い歯医者ほどセラミックを勧めるのはなぜ？
5 保険診療では「奥歯＝銀歯」というのは真っ赤なウソ……38
待合室を見渡して「外来環」をチェックしよう
6 滅菌を徹底していない歯医者に行ってはいけない！……40
無駄に通院させて儲けようとする医者がいる!?
7 治療期間がやたら長い歯医者はハズレ!?……42

逮捕者が続出なのに、ダメ歯医者が減らない
8 歯科助手が口の中を触るのは、違法です！……44
過当競争が生んだ、行き過ぎたサービスの弊害
9 24時間診療の「コンビニ歯科」にはご用心！……46
広告費を出してコメントを書かせるケースが大半
10 ネットやSNSでの評判を鵜呑みにしてはいけない……48
【デンタルIQチェック】
解答編&診断結果……50

2章　間違いだらけの歯科治療　危ない治療が寿命を縮める！

●イントロダクション
インプラントや虫歯治療の不都合な真実……52
自分の歯の価値を考えたことがありますか
11 歯を失うと「3200万円」も損するってホント？……54
儲け主義の半人前歯科医によるトラブル続出！
12 未熟なインプラント治療が引き起こすリスク……56
周囲炎や神経障害などのトラブルも続出
13 インプラントは「一生もの」と思ったら大間違い……58
自覚症状がなく、治療法が確立されていない!?
14 極めて厄介な「インプラント周囲炎」が急増中……60
効果も不明でリスクがいっぱい！
15 「セルフホワイトニング」に手を出してはいけない！……62
デメリットだらけの「セラミック矯正」にご用心！
16 芸能人のような白い歯は虫歯リスクが高い……64
歯の神経を抜く時、失うのは神経だけではない！
17 神経を抜いた歯は、枯れ木のように脆くなる……66
永遠にもつ詰め物などはこの世に存在しない
18 虫歯治療における「負のスパイラル」の恐怖！……68
保険診療の銀歯はなぜ長持ちしないのか？
19 「いい治療では儲からない!?」歯科医院の裏事情……70
40代以降の中高年層は要注意！
20 「古い銀歯」が健康を蝕み、死を招く!?……72
初期の虫歯は自然治癒を促すことが新常識
21 「虫歯を削らず、放っておくと大変」は大ウソ！……74
歯医者に行くと感染症にかかるリスクあり!?
22 院内感染対策を平気でサボる歯医者たち……76
虫歯の原因となる「ミュータンス菌」が脳出血に関与
23 なんと、虫歯が脳出血を引き起こすかも!?……78

目次

24 日本の歯科医療は根本的な問題を抱えている！
歯医者とその家族が保険治療を行わない理由……80

3章　本当に歯は磨いてはいけないのか！　口腔ケア・歯肉ケア・歯垢ケアの深層問題

●イントロダクション
「歯を磨いてはいけない」という説は本当か？……84

25 高額な電動歯ブラシが宝の持ち腐れになっている！
「電動歯ブラシはよく磨ける」という大きな誤解……86

26 市販の歯磨き粉が歯をボロボロにする！
「研磨剤入り」の歯磨き粉を使ってはいけない……88

27 せっかくの薬用歯磨きの効果を水に流さずに！
「口をゆすぐのは1回だけ」でいい理由……90

28 同じ歯ブラシを1ケ月以上使い続けるのは自殺行為
歯ブラシには1000万個の細菌が潜んでいる！……92

29 そもそも虫歯を想定した実験ではなかった！
「食後すぐに歯磨きをするな」という報道の誤解……94

30 液体歯磨きとの違いをしっかり理解して使うべき
マウスウォッシュは、歯磨きの代用にならない！……96

31 口内環境がよくなる、日常生活のポイント
口は病気の入り口。水分補給と鼻呼吸を意識せよ……98

32 インフルエンザ予防に口腔ケアが重要な理由
歯垢で発生する酵素がインフルエンザを増殖！……100

33 デンタルフロスやワンタフトブラシで長寿に
あなたの寿命を延ばすプラークコントロール……102

34 長期に歯科検診を受けた人は80歳でも20本以上！
歳を重ねれば歯が抜ける…のは大きな誤解……104

35 歯を抜くほど、睡眠リズムが崩れる！
歯を失うと快眠を妨げ、健康寿命の低下を招く……106

36 骨や歯にいいはずのカルシウムに潜む危険
カルシウムを摂り過ぎると心筋梗塞を招く！……108

37 虫歯を招く別の糖類が含まれていることも!?
「キシリトール入り」商品のカラクリに注意！……110

38 朝起きてすぐ水を飲むのは自殺行為だった!?
起床直後の口の中は、大便の10倍も不潔!?……112

39 歯を抜くと運動能力や認知機能低下の原因に
歯を失うと寝たきりになるリスクが上昇！……114

高齢者に急増する「誤嚥性肺炎」の恐怖
40 口腔内が不潔だと肺炎リスクが高まる! …… 116
頭痛や倦怠感、不眠や吐き気に悩む人も多い
41 歯列矯正の副作用から目をそらすな! …… 118
虫歯や歯周病を招くだけじゃなかった!
42 病死リスクが倍増する「口呼吸」の恐怖 …… 120
虫歯じゃないのに、スマホのせいで歯が痛む!
43 激痛が襲う「筋・筋膜痛症候群」の恐怖 …… 122
〈DOCTOR'S コラム〉
虫歯や歯周病予防も期待される「緑茶」の効果 …… 125

●イントロダクション
歯は「磨くだけ」ではいけない! …… 126
寿命を延ばす口腔内ケアのコツ①
44 毎日のプラークコントロールを意識しよう …… 128
寿命を延ばす口腔内ケアのコツ②
45 デンタルフロスの選び方・使い方 …… 132
寿命を延ばす口腔内ケアのコツ③
46 歯間ブラシ・ワンタフトブラシの選び方・使い方 …… 136
寿命を延ばす口腔内ケアのコツ④
47 歯ブラシの選び方・使い方 …… 140

4章 万病のもと「歯周病」の正体 発症のしくみとは? 最新予防法とは?

●イントロダクション
歯周病は万病の元となりあなたの命を脅かす! …… 144
がん、心疾患、脳血管疾患の発生リスクを高める
48 歯周病が日本人の死亡原因トップ3を引き起こす! …… 146
歯周病が招く恐怖の未来①
49 動脈硬化、心筋梗塞、脳梗塞のリスク …… 148
歯周病が招く恐怖の未来②
50 大腸がん発症のリスク …… 150
歯周病が招く恐怖の未来③
51 アルツハイマー型認知症のリスク …… 152
歯周病が招く恐怖の未来④
52 肥満・糖尿病悪化のリスク …… 154
妊婦の8割近くが歯周病を発症という報告も
53 歯周病で不妊や早産のリスクが上昇! …… 156
「歯髄細胞バンク」もスタートして注目度大
54 歯周病治療の鍵を握る「幹細胞」とは? …… 158

目次

10秒間のうがいだけで歯周病菌を殺菌できる!?
55「口をすすぐだけ」の歯周病治療水にご用心! …… 162
老け顔の人は、脳年齢や心身の年齢が衰える!
56「歯を失うと早死にする」のはなぜか? …… 164
唾液交換によって歯周病が感染する!
57「キスをすると早死にする」ってホント? …… 166
3歳以上の犬の8割が歯周病にかかっている!
58 愛犬にキスすると歯周病のリスク大 …… 168
酸性飲料を大量に飲むと「酸蝕歯」の危険あり
59 炭酸飲料や果汁飲料の飲み過ぎで歯を失う! …… 170
大食でないのに太りやすい人は歯周病を疑え!
60 歯周病が肥満を招き、人を死に近づける …… 172
巷にはびこる「歯周内科治療」に飛びついて大丈夫?
61 歯周病を薬で治すのはなぜ危ないのか! …… 174
仕事の精神的ストレスが歯周病を招く
62 職業ドライバーは、歯周病になりやすい!? …… 176
女性ホルモンと歯周病に密接な関係があった
63 女性は歯周病になりやすいってホント? …… 178
軽度の歯肉炎を除き、ほぼ期待できない
64 歯ぐきマッサージは歯周病に効果なし!? …… 180
禁煙するだけで歯周病のリスクは減らせる!
65 タバコが歯周病の最大リスクである理由 …… 182
歯周病の毒素が脂肪性肝炎の原因に!
66 酒を飲まないのに歯周病菌が肝炎を招く …… 184
高血圧患者の血圧コントロールに悪影響
67 高血圧の人に歯周病はより恐ろしい …… 186
おわりに …… 188
クリニック紹介 …… 190
参考文献 …… 191

序章

なぜ日本は先進国で虫歯が一番多いのか？

たった10分でまともな診察ができるか！

手抜き治療が横行する、歯科医療の構造的欠陥

日本の医療保険制度では時間に対する評価がありません。治療費もなるべく安価になるように抑えられています。患者さんは治療費が安価になるほうがありがたいと思うかもしれません。しかし、歯科医師としては、短時間でなるべく多くの患者をこなさなければ儲けが出ないことになります。なぜなら、**現行の保険制度のもとでは、時間をかけて治療するほど非効率になってしまう**からです。じつはこの点こそが、今日の歯科医療界が抱えている構造的な問題だと言えるのです。

私の同業者である歯科医師たちの話を聞いていると、だいたい10分から15分というサイクルで一人の患者をこなしているという医院も少なくないのです。「これくらいのペースでないとやっていけないから」と彼らは言います。しかし、**たった10分できちんとした治療ができるとはまったく思えません**。

歯科医院で行われる治療とは、まずはその日に行う治療内容を患者が理解できるようにしっ

かりと説明をしてから始めます。レントゲンや麻酔を行うこともあります。一通りの治療をしてから、最後に次回の治療について説明をします……。1回の治療で、我々歯科医はこれだけのことをこなす必要があるのです。そう考えると、10分や15分程度の短い時間では、医師と患者双方が満足できる治療をすることなど、私は不可能だと思います。

現在の健康保険制度の中では、歯科医が利益を得るためには、回転率を上げることが近道となっています。さらに、治療を行わなければ保険診療での収入を得ることができません。

そこで歯科医はどうするのか。やれ歯石を取りましょう、レントゲンを撮りましょう、歯を削って金属を被せましょうという行為に走りがちなのです。「この歯はもう抜歯したほうがいいですね。インプラントをおすすめしますよ」などと、とにかく**悪くなった歯を懸命に見つけて、削ったり抜いたりしよう**とするのです。

酷い歯科医になると、まだ悪くないのに、「悪くなりそうな」歯を一本でも多く見つけて、削ったり抜いたりを繰り返すことになるのです。これでは、患者さんにとってもデメリットだらけでしょう。しかし、そうでもしなければ、歯科医は現行の保険制度のもとでは稼げないのです。このこと自体が大きな問題なのです。

多くの外国人が「日本人は口が臭い」と感じている！

どうしてこうなった!? 日本は口臭大国

日本人は「清潔できれい好き」だというイメージがあるかもしれません。日本は衛生的な国であるともよく言われます。しかし、**多くの外国人が「日本人は口が臭い」と感じている**という衝撃的な事実があります。

ある調査（オーラルプロテクトコンソーシアム調べ）によると、**在日外国人の72％が「日本人の口臭にがっかりした経験がある」**と解答しているのです。外国人の印象だけでなく、日本人同士でも**72％のビジネスパーソンが、「他人の口臭が気になったことがある」と回答しています**（２０１７年パナソニック株式会社調べ）。同調査では、29％が「他人に自分の口臭を指摘されたことがある」と証言しました。

どうやら、日本は「口臭大国」なのかもしれません。それはなぜなのか？　原因はズバリ「歯周病」です。**日本の成人のうち、ほぼ8割の人が歯周病である**と考えられています。つまり、歯周病によって口腔内の環境が悪化していることが、日本人の口臭の源になっていると言えるでしょう。

先進国でありながら、日本人の口腔内ケアに関する意識は非常に遅れていると言わざるを得ません。アメリカでは、子どもの頃からしっかり口腔ケアを教育されます。**歯ブラシだけでなくフロスなどを使った歯間ケアなどを行うことが当たり前となっています。**アメリカは日本のように国民皆保険制度ではないこともあり、健康管理に対する意識が全般的に高いことが特徴です。歯の治療のためには、医療保険以外のデンタル保険に加入する必要があります。虫歯や歯周病になってしまうと、思わぬ高額出費になることも多いのです。当然、日常の口腔内ケアに力を注ぐことになります。

さらに、日本人は欧米人と異なりボディタッチの文化がないことも、口臭に関する意識が低くなってしまった一因でしょう。

欧米社会では、あいさつ代わりに初対面の人と顔や体を寄せ合う文化があります。そんな社会的な背景も口臭ケアの意識を高めると考えられます。対して日本人の場合は、よほど親しくならない限り、他人のパーソナルスペースには侵入しないのです。そんな日本人の特性によって、口腔内ケアの意識が遅れてきたことが、歯周病を蔓延させてしまったということも見逃せません。

日本人の約8割が1日2回歯磨きをしている

それなのに口が臭いという驚くべき原因

「日本人は口臭が多い」と言われているのですが、決して口腔内ケアに対して無頓着ではありません。**事実、日本人の約8割が1日2回以上歯磨きをしているのです。**ただし、日本人は諸外国に比較して歯周病が多いという事実があり、厚生労働省の2011年の調査では、30歳以上の成人の8割以上に歯周病が見られるというデータが示されています。また、日本人は虫歯も多く、25歳以上85歳未満の人は、8割以上虫歯がある(または虫歯を治療した経験がある)ようです。**口内ケアをしていながらこの現状が示しているのは、つまりは、口腔内ケアの方法が間違っている**ということにほかならないと思います。

厚生労働省による2016年の調査では、「1日に2回歯を磨く」人は、49・8%、「3回以上磨く」人は27・3%に及んでいます。また、「1回磨く」人は18・3%でした。また、民間調査会社のライフメディアリサーチバンクが2013年に行った調査によると、1回の平均歯磨き時間は、1~3分という人が47・3%と最も多く。次に多いのが3~5分で33・8%でし

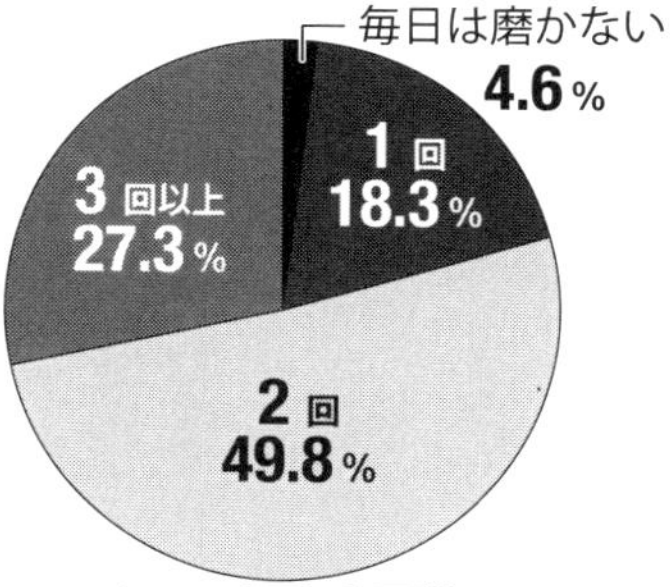

1日の歯磨き回数
（厚生労働省「平成28年歯科疾患実態調査」より）

た。中には10分以上磨くという人も4・2%いました。

ただし現在では、**歯磨きの回数や時間そのものが重要ではなく、虫歯や歯周病の原因となるプラーク（歯垢）をどれだけ取り除けるかという質のほうが大切だと考えられています。**プラークが形成されてから細菌が歯を溶かすまでには最低でも24時間かかるため、しっかりとした歯磨きでプラークを取り除くことができれば1回でも問題はないのですが、**逆に、プラークを取り除くことができていなければ、何回磨こうと意味がない**のです。

詳しくは後ほど説明をしますが、本当は歯磨きだけでしっかりした口腔内ケアを行うのは困難だと言わざるを得ません。**歯と歯の間に溜まりやすいプラークを除去するためには、歯磨きだけでは不充分で、デンタルフロスや歯間ブラシ等を併用することが非常に重要**だからです。

しかし、スウェーデンのデンタルフロス使用率が51・6%なのに対し、日本では20・5%という水準（2013年、ライオン株式会社の調査）です。**「歯磨きさえすればいい」と思っている時点で、日本人の口腔内ケアは諸外国に劣っている**のです。

日本とは違い、歯科医療の先進国へと変貌

虫歯大国を脱却したスウェーデンは何が違った？

1970年代、日本人の虫歯患者数がピークだった頃は「虫歯の洪水時代」とも呼ばれました。当時は現代に比べて歯科医院の数自体が少なかったために、歯科医院の待合室は虫歯の治療を受けに来る患者でいつも混雑していたのです。

当時、日本の歯科医は次々に来院する患者の虫歯を削って詰め物をすることに明け暮れていれば、それだけで経営が成り立っていました。よって虫歯を予防するということよりも**「歯が悪くなってから治療する」というスタイルが、歯科医自身を含めて、日本国民全体に浸透していった**のです。

日本の健康保険制度は「治療」に関しては報酬が医院に支払われますが、「予防」に関しては基本的に支払われない仕組みになっています。たとえば「人間ドック」も自費診療です。そんな背景もあり、メリットが少ないと思われる虫歯予防に力を入れる歯科医師はなかなか増えませんでした。

多くの日本人は虫歯予防について深く考えることもなく、虫歯ができれば歯を削ったり抜いたりを繰り返し、気づけばどんどん歯が少なくなっていきました。私が日々診療をしながら、患者さんに虫歯や歯周病予防の重要性について話をすると、必ず言われる言葉があります。

「…でも、先生。年をとればどうせみんな歯がなくなって、総入れ歯になるんでしょう」と、彼らは口を揃えます。しかし、それは大きな誤解なのです。**ちゃんと予防さえすれば歯を残せるのです。「老化」＝「歯がなくなる」という考えが日本人に蔓延**していることに、私は本当にガッカリしています。

そんな間違った概念を日本人全体に植え付けてしまったのは、まさしく過去の歯科医師たちが「予防」より「治療」を重視してしまったことがもたらした弊害だと言えるでしょう

予防重視の治療スタイルへと転換したことが契機に

現代の歯科医療において世界最先進国であるスウェーデンにおいても、かつては、日本と同様に、「歯が悪くなってから治療する」スタイルが一般的でした。しかし、同国は１９７０年代に「予防重視」の治療スタイルへと転換した結果、虫歯と歯周病を大幅に減少させることに

成功したのです。

ライオン株式会社の「日本・アメリカ・スウェーデンのオーラルケア意識調査」によれば、予防歯科への実践度やかける費用、定期検診の受診回数には日本とは大きな開きがあります。**アメリカ・スウェーデンでは約7割の人が予防歯科を実践しているのに対し、日本では26・2%**です。また、オーラルケアアイテムの年間平均購入金額は、スウェーデン8415円、アメリカ8354円に対し、日本は4965円でした。

「歯や口のケアを念入りに行いたい」（どちらかと言えば念入りに行いたい、を含む）という人は、アメリカ・スウェーデンともに8割以上に達するのに、日本では57・1%に留まっています。日本人は、51・3%が「ブラッシングだけで十分」だと回答していますが、**欧米では「フロスやリンスを使うのが当たり前」という人が約7割**です。

オーラルケアへの意識の低さが、歯の残存数に現れる

また、歯科医での定期健診受診回数は、直近1年間にアメリカは「2回」が最多で34・9%、スウェーデンでは「1回」が最多で57・1%。一方で日本は「受けていない」が57・

オーラルケアに対する考え方

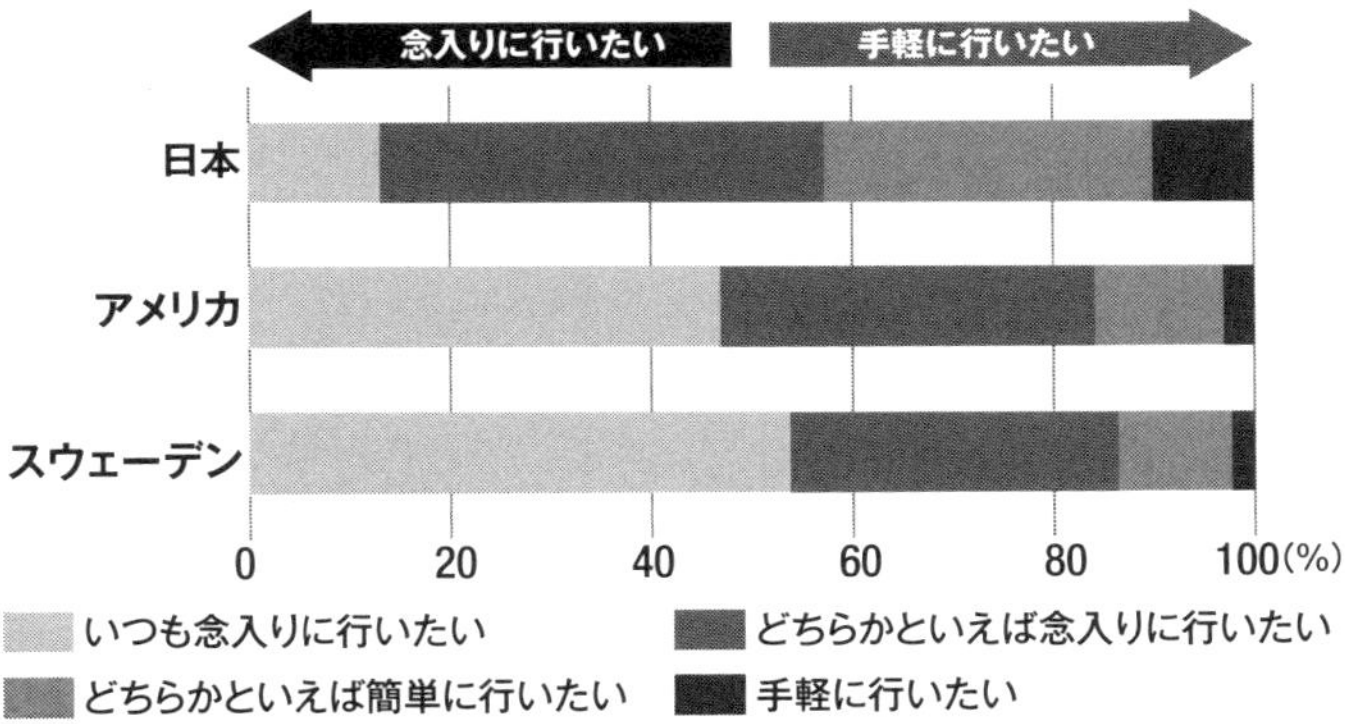

ライオン株式会社「日本・アメリカ・スウェーデンのオーラルケア意識調査」より

5％と最多になっています。「オーラルケアに対する自信があるか？」という設問に対しては、アメリカとスウェーデンでは、ともに約8割が「自信がある」と回答しましたが、日本では「自信がない」人が61・8％にも及んでいます。

欧米のオーラルケア2大国と比較して、日本人の意識は低いことは明白です。そのような意識の差が、高齢時に残っている歯の本数に大きな差異が生じた大きな原因であると言えるでしょう。まずは、**歯科医院を「悪くなった歯を治しに行くところ」ではなく、「歯が悪くならないようにメンテナンスするところ」**であると、意識改革をすることが日本人には必要なのです。そのためには、何よりも歯科医自身が「治療重視」のスタイルから「予防重視」へと意識を改革することが近道となるはずです。

これが低い人ほど危ない！
自分の「デンタルIQ」をチェックしよう！

皆さんは「デンタルIQ」という言葉を聞いたことがあるでしょうか？　歯の病気や予防に対する患者意識の理解度、認知度のレベルを指す用語です。一般的に、デンタルIQは、情報の豊富な都市部では高く、地方ほど低い傾向にあります。

デンタルIQが低い場合は、疾病の早期治療が不可能となるし、その結果として、歯科治療がより長期にわたることが多くなります。なおかつ、その他の疾病を併発するケースも多いと言われているのです。

今後の歯科医療においては、病気にかかったら治療するという疾病治療ばかりでなく、予防の基本となるデンタルIQのレベルアップに対する取り組みが大変重要な課題と言われています。つまり、デンタルIQを高めることが、歯の健康を守ることに直結すると言っても過言ではないのです。

デンタルIQを高める具体的な指導内容としては、**①歯の構造と役割の正しい理解**、**②正しいブラッシングの指導**、**③定期検診実施の必要性**、**④正しい食生活の必要性**、などを徹底すべきであるとされています。

では、現時点でのあなたのデンタルIQはどうでしょうか？　以下のテストによって、自分のデンタルIQをチェックしましょう！

【デンタルIQチェック】以下の設問に○か×のどちらかで答えてください。

Q①＝成人の歯は多い人で最大30本だ。
Q②＝犬歯（糸切り歯）は真ん中から数えて４本目だ。
Q③＝幼児の虫歯予防には、歯磨きより規則正しい食生活のほうが大切だ。
Q④＝虫歯と歯周病が、歯の２大疾患である。
Q⑤＝歯並びが悪いと、虫歯や歯周病にかかりやすい。
Q⑥＝歯周病を放置しても、歯が抜けることはまれである。
Q⑦＝歯垢（プラーク）は口臭の原因となる。
Q⑧＝下の奥歯は最も早く失われやすく、歯磨きを念入りにするべきだ。
Q⑨＝虫歯と歯周病の原因となる細菌は、実は同じである。
Q⑩＝歯や歯ぐきの病気が、全身の病気を引き起こすことがある。
Q⑪＝１日に15分～30分の正しい歯みがきをすれば、虫歯予防効果は高い。
Q⑫＝歯周病は人にうつらない。
Q⑬＝噛み合わせが悪いと、頭痛の原因になることがある。
Q⑭＝砂糖をまったく取らない生活をすれば、虫歯にかかる割合は激減する。
Q⑮＝歯周病は、女性より男性のほうがかかりやすい

Q⑯＝健康な歯を保つためのブラッシングは、歯と歯ぐきの境目がポイントだ。
Q⑰＝歯垢を落とすにはより多くの歯磨き剤を使ってブラッシングをすると効果的だ。
Q⑱＝歯科予約を当日に取り消してドタキャンすると、
キャンセル料は不要だが、実は平均1万円ほどの損害を歯科医に与えている。
Q⑲＝歯周病と歯槽膿漏《しそうのうろう》とは、似て非なる病気である。
Q⑳＝歯科治療の本来の目的は、歯痛からの開放である。

以上です。解答と診断結果は50ページにありますので、全20問のうち、自分が何問正解することができたかで、あなたのデンタルＩＱの目安が判定できます。

その結果、デンタルＩＱが低かったとしても大丈夫です。今からでもデンタルＩＱを向上させることは可能ですので、しっかり歯の健康について学び、日常的な口中ケアを心がけるようにしてください。

もちろん、デンタルＩＱが高かった人も油断せずに、これからもさらにレベルアップできるように努力をしていきましょう。

なお、このデンタルＩＱチェックは一般的によく使われる設問をベースに、私がアレンジを加えて作成したものです。あくまでも目安としてお考えください。

解答と診断結果は50ページへ←

1章

歯医者選びで寿命が決まる!

こんな歯医者に行ってはいけない!

イントロダクション

こんな歯医者には、家族を任せられない！

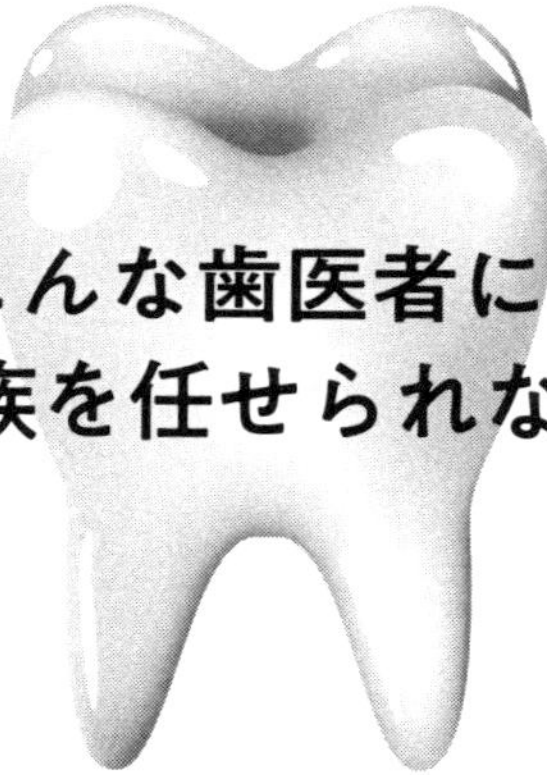

いつも多くの患者さんが押し寄せて、待合室が大混雑している歯科医院があったとしましょう。そんな歯医者を見ると、きっと多くの人は「ほう。ここはすごく人気のある歯医者なんだな。きっとドクターの腕がいいんだろう。ここなら安心できるかもしれないな」などと、思い込んでしまうのではないでしょうか。しかし、それほど待合室が大混雑しているような歯医者がもしあったのなら、そこには決して行ってはいけないのです。

なぜなら、それほど待合室が混雑しているのは、「同じ時間帯に複数の患者を治療している証拠」だからです。そのような場合は、腕のいい歯医者とは言えないというよりも、むしろ儲け主義に走る「悪い歯医者」である可能性すらあるのです。

歯医者のほとんどは予約制です。そのため、たとえ腕のいい院長がいる人気のクリニックであっても、待合室が大混雑するようなことはまずありません。では、なぜ混雑しているのでしょうか。

待合室が混雑しているのは「タコ焼き診療」をしているからだ

私たち歯医者の間で使われている隠語に「タコ焼き診療」という言葉があります。タコ焼き器のように、診療チェアに患者をズラリと並べて、同時進行で手早く治療していくスタイルを指します。もちろん、「驚異的なスピードで診療を済ませてしまうスーパーな技術を持った歯医者」という意味ではありません。

じつは、タコ焼き診療を行っているのは、ハイペースで手早く治療をして少しでも儲けを増やそうという、完全な儲け主義の歯医者ばかりなのです。

12ページでも説明した通り、日本の歯科医療は時間をかけて丁寧に治療するほど、儲けが出ないという構造的な欠陥を持っています。しかし、医者としての良心を持っているまともな歯医者であれば、そんなことをしてまで儲けたいとは思わないはずです。10分や15分という短時間では、きちんとした治療ができるはずもないからです。だからタコ焼き診療など、もってのほかなのです。

悪い歯医者はすぐ歯を抜きたがり、インプラントを勧める

私の患者さんではないのですが、ある人からこんな話を聞いたことがあります。その人は50代前半の男性で、「予防歯科」でセルフケアを学びたいということで、インターネットで調べた上で自宅の近所のある歯科医院を訪れたそうです。

そこでレントゲン撮影をした後で、画像を指差しながら歯医者から聞かされた思いもしない言葉に、その人は思わず耳を疑ったのでした。

「ああ、この奥歯は抜いたほうがいいですね……」

突然抜歯をすすめられ、彼はビックリしたそうです。しかし、抜いたほうがいいという奥歯は、痛みはまったくなく、歯ぐきも腫れてはいないのです。当の歯科医は、抜歯をする理由の説明として、

「歯の根元が黒ずんでいるのは、悪い細菌が溜まっている証拠ですよ。このまま放置すれば大変なことになります。でも今のうちに抜いておけば悪化することはないので、大丈夫です…」

続けて、インプラントを勧められたのですが、納得がいかなかったため、冷静に対処したそ

うです。その後で別の歯科医院でセカンドオピニオンを聞いたところ、軽度の歯肉炎の兆候こそあったものの、抜歯の必要はないということでした。

「まったく、あのまま言うことを聞いていたら、抜かなくていい歯を抜かれるところだったんですよ。とんでもない歯医者でしたね……」

自己防衛するために、歯の健康に対する知識を学ぼう

その人は、今でも怒りが収まらない様子でした。しかし、正直に言ってそのような歯医者は決して珍しくないのです。抜く必要のない歯を無理矢理抜いてしまい、インプラントに誘導するのは、多くの悪い歯医者が行っている常套手段なのです。

そのような歯医者の言うことを聞いてはいけません。自分の家族をそんな歯医者に任せたいと思う人はいないでしょう。だから自己防衛するためにも、正しい歯の健康に関する知識を学んだ上で、普段からしっかりした口腔内ケアを行うことが肝心です。

まずはこの章で、そんな「行ってはいけない歯医者」の実態と、それを見分けるためのコツを皆さんにお伝えしようと思います。

1

すぐに抜歯を勧める歯医者は要注意！

不当に儲けたい医者ほど、歯を抜きたがる!?

私のところには、いわゆる「セカンドオピニオン」を聞きたいという目的で来院される患者さんが少なくありません。そんな人たちから受ける相談として、ダントツで多い相談がありま す。どんな内容だと思いますか？

それは**「今通っている歯医者で、歯を抜いてインプラントをしてはどうかと勧められた。どうしても抜かなければならないものか……」**という内容の相談です。患者さんにとって、自分の歯を抜くということは一大事だと思いますので、その判断に慎重になっているのは無理もありません。なかなか決心がつかず、不安な気持ちもあって当院にセカンドオピニオンを求めてくるのでしょう。

レントゲンなどで診察してみると、確かに「この状態なら抜歯をしたほうがいいな」というケースが中にはあります。しかし、「なぜ、この状態で抜歯を勧めたのだろう」と、首を傾げたくなるケースもかなりあるのです。決して重篤な虫歯でもなく、少し治療を行えば、抜歯をせずに済むというケースも多々ありました。

なぜ、こんなことになるのか……。あくまで私の推測ですが、このようなケースでは、前医が**本来なら必要のないインプラントを施すことで、ある意味不当な利益を得ようとしていた可能性がどうしても拭えない**のです。

現在の歯科の医療保険制度では、歯を温存する治療より、抜歯という外科的処置を施すほうが、診療報酬点数がより高く設定されています。したがって、**抜いたほうが歯科医の利益につながるので、儲けたい医者ほど歯を抜きたがる**のです。

悪質な歯医者になると、患者さんの口の中をマイクロスコープなどで鮮明に見せて、『あなたの歯はこんなに汚いですよ』などと脅かして、「放っておくと取り返しがつかないですよ」とか、「すぐに抜歯したほうがいいです」などと言って怖がらせるようです。自分が儲けるために患者さんに脅しをかけるなど、まったく言語道断です。

患者さん本人にとってはもちろんこと、歯科医師にとっても抜歯という選択肢は最終手段であるべきだと私は考えています。抜かずに治療することが最優先なのが当たり前なのに、そうなっていないことは嘆かわしいことです。歯科医からの抜歯の勧めに対して少しでも不安があれば、セカンドオピニオンを求めることをおすすめします。

2

腕の悪い医者は決して勧めない!

「コンポジットレジン」を勧める歯医者は○!?

皆さんは「コンポジットレジン」をご存じでしょうか。歯科医院の治療で使われる白い樹脂製のプラスチック材料で、保険治療で行うことが可能です。コンポジットレジンは金属材料に比べると強度では劣るものの、歯の色に近い白色なのが利点です。それだけではなく、いわゆる銀歯に比べて歯に接着させやすいために「二次カリエス」になりにくいことが大きなメリットです。

「カリエス」は虫歯を意味し、二次カリエスとは、二次的にできた虫歯のこと。つまり「一度治療した虫歯のまわりに再びできた虫歯」を意味します。コンポジットレジンには、この二次カリエスになりにくいというメリットがあるのです。

しかも虫歯を削って直接その穴に埋めて光を当てて固めるだけなので、1回の通院でが治療を終わらせることができることもコンポジットレジンの大きな利点だと言えるでしょう。ただし、1回あたりの治療時間は30分以上必要になるし、仕上がりには歯科医の技量が大きく関わることになります。

銀歯であれば歯科技工士に任せる部分が多くなるので、その分医師の負担は減ります。医師は削って型取りをするだけなので、15分ほどの短い診療時間で完了できます。

さらに、銀歯は再度来院する必要があることもあり、歯科医にとっては非常に利益効率がいいのです。つまり、**「腕にはあまり自信がなく、儲けたい医者」ほど、コンポジットレジンを敬遠する傾向がある**のです。奥歯の保険診療でコンポジットレジンを勧めない歯科医院が多いのは、そんな背景があるわけです。

しかし、患者さんの身になればどうでしょう。1回の通院で治療が終わり、虫歯が再発する見込みも少なく、しかも見た目もいいコンポジットレジンのほうがいいという人は多いはずです。コンポジットレジンを勧める歯科医は、「患者さんの立場に立てる、腕にも自信のある医者」だと言っても過言ではないはず。つまり、**「コンポジットレジンを勧める医者はいい医者」**だと言いきってもいいと思うのです。

私のクリニックでは、虫歯治療の際に保険診療において銀歯でなくコンポジットレジンを勧めています。ただし、あまりに大きな虫歯の場合は適用できない場合もあります。

3

「インプラント1本10万円」の危ないカラクリ

激安インプラントを強調する歯医者にご用心!

近年ではインプラント治療が一般的になっていますが、自由診療のために基本的には高額な治療です。インプラント1本あたりの治療費の相場は、東京都内では35万円前後というラインが平均的でしょう。しかし、最近では「インプラント1本10万円」などと、**低価格なインプラントを大々的に広告するクリニックが目立っている**ようです。

35万円が相場なのに対して、10万円でできるとなると、相当安いイメージがありますが、「どうして安いのか」を考慮せずに飛びついてしまうのは危険と言わざるを得ません。激安インプラントのカラクリを知っておく必要があります。

相場より安いということは、どこかでコストダウンをしているからです。CT撮影を省略するとか、患者さん1人当たりのカウンセリングや診断の時間を削減する、あるいは日本では承認されていないようなインプラント素材を使用しているケースもあります。人件費を削減するために、**十分なトレーニングを受けていない未熟な医師が処置をしていることも中にはある**

ようです。インプラント治療は、術前の歯周病治療が必須なのに、それを行わないことがあります。しかし、それは患者さんにとって大変危険があり、医師としてあるまじき行為です。きちんと歯周病がコントロールされていなければ、インプラント素材は即感染症を起こします。長期維持ができないどころか、インプラントによってどんどん骨が痩せていってしまうからです。国内で未認可のインプラント素材を使用した場合、問題が生じた場合にも対応ができません。関連パーツが入手できないことも多く、トラブル時には結局外してしまうこともあるため、かえって高くつくことも多いでしょう。

そもそも、**「1本10万円」という金額自体にウソがある場合も多い**のです。インプラントは、通常インプラント体・アバットメント（土台）・被せ物（冠）で成り立っています。しかし、悪質な場合はインプラント体の値段しか記載せずに、アバットメント（土台）と被せ物（冠）が高額設定されているケースもあります。それを事前によく説明せず、患者さんが請求金額を見てビックリという、詐欺まがいの事例も多いのです。

インプラントでは、術前にどのような検査をして、どのメーカーのインプラントを使用していて、どのような被せ物を使用しているか、金額は土台や被せ物まで含んでいるのかといった事実の確認が必要。激安価格に決して踊らされないように注意しましょう。

4

その裏には、本当に患者のことを思っているという真意

型取りをやり直しする歯医者はダメな歯医者か？

歯科治療では、いわゆる「被せ物」や「詰め物」が使われます。歯科医の専門用語では、被せ物や詰め物を「補綴物《ほてつぶつ》」と総称しています。この補綴物のプロセスは、まず歯を型取りして、それをもとに作った石膏模型を技工所へ送ります。続いて技工所で作られた被せ物や詰め物がクリニックへ送られてきます。それを患者さんの歯に装着するというのが一連の流れです。

しかし、出来上がってきた補綴物の中には、歯への適合が悪いこともあり、綺麗に入らなかったりするケースがあります。問題はこの時の歯科医の対応です。確かに、予定された日にその補綴物を入れることができないと、「新しい歯が入るのを楽しみにしていた患者さんの気持ちを裏切ってしまう」と考える歯科医は多いでしょう。

それでも、**出来の悪い補綴物をそのまま入れてしまうことはしてはいけないこと**なのです。ですから、こんな場合に、我々歯科医は「再度型取りをし直して、補綴物を作り直しましょう」と言うしかないのです。一時的に、患者さんをガッカリさせることになったとしても、そうし

なくてはいけません。

しかし、正直に言ってしまうと「この歯医者ヘタクソなのでは……と思われてしまい、もう来てもらえないのではないか……」とか、「再度の型取りに対する診療費をこちらで負担するので、赤字になってしまう……」といった葛藤に負けて、出来の悪い補綴物を無理矢理入れてしまう歯医者が存在するのです。

その気持ちがわからないこともないのですが、歯医者がこれをやっては絶対にいけないのです。**歯にしっかり適合していない補綴物は長持ちするわけもなく、すぐに外れてしまうか、あるいは補綴物の下に虫歯ができやすくなってしまいます。**結局は患者さんのためにならないからです。

だからこそ、「完成してきた補綴物が綺麗に入らないため、もう一度型取りをさせてください」と言う歯医者は、決して悪い歯医者ではないということを知ってほしいのです。そう言える歯医者は、患者から不信感を抱かれるリスクを冒してでも、患者さんの立場を思いやり、適合の良い補綴物を入れたいという気持ちで言っているのです。**型取りをやり直しする歯医者がダメなのではなく、適合していないと知りながら、無理矢理入れてしまう歯医者こそが、本当にダメな歯医者なのです。**

5

悪い歯医者ほどセラミックを勧めるのはなぜ？

保険診療では「奥歯＝銀歯」というのは真っ赤なウソ

日本の歯科医療では、保険診療で奥歯を治療するとなると「銀歯しかない」という間違ったイメージがすっかり定着してしまいました。しかし、銀歯には金属アレルギーの心配もある上に、二次カリエス（入れた銀歯の下にまた虫歯ができる現象）のリスクがあることを知っておいてほしいのです。

そもそも、**欧米諸国では歯に銀歯を詰めることなどはほとんどないし、スウェーデンでは銀歯を使用すること自体が禁じられている**のです。最近では、日本でも「見た目が悪いし、銀歯は嫌だ」という患者さんも多くなってきました。

では、なぜ日本ではそれほどデメリットが多い銀歯の使用がまかり通っているのでしょうか？　その理由は日本の健康保険制度にあると言っていいでしょう。保険診療は厚生労働省が策定した診療報酬の点数に基づいて行われており、じつは銀歯を使えば安く治療できるルールがあるからなのです。

では、銀歯以外の選択肢は何があるのでしょうか？

「銀歯は抵抗があるのですが……」と言った場合に、**「保険は使えませんが、セラミック治療はどうでしょう？」と言う歯医者がいたら、要注意**です。セラミックは見た目もよく、摩耗もしにくいのですが、自費診療なので高額です。1歯あたり10万円を超えることもあります。つまり、歯医者にとっては利益が大きいわけです。

しかし、銀歯とセラミック以外にも方法はあります。32ページでも説明しましたが、歯を削る量が少なくて済み、しかも保険が効くコンポジットレジンを使えばいいのです。ところが、前述したようにコンポジットレジンは歯医者の技量が必要な上に、一日で終わってしまうこともあって「儲けが薄い」治療法なので、腕が悪くて儲け主義の歯医者は決して勧めないというのが実態です。

しかし患者さんにとっては、「治療費用も安く済み、何度も通院する必要のないコンポジットレジンのほうがいい」という人は圧倒的に多いと思います。自分が儲けることを優先し、患者さんのメリットを考慮しない人間がいい歯医者であるはずがありません。「銀歯以外だったら、セラミックしかありませんね」などと言われたら、その歯医者は疑ってかかってもいいでしょう。

6

待合室を見渡して「外来環」をチェックしよう

滅菌を徹底していない歯医者に行ってはいけない！

私たち歯科医が必ず取り組まなくてはいけない重要な課題のひとつとして、「院内感染対策」が挙げられます。かつて、アメリカにおいて歯科治療器具の使い回しが原因となって起こってしまった、とても不幸な事件がありました。1987年に**歯科医院で治療を受けた患者がHIVに感染したという、「キンバリー事件」**です。

19歳の敬虔なクリスチャンだったキンバリー・アーガスさんには、性交渉の経験や違法薬物の使用などがいっさいありませんでした。そして、彼女のHIV感染源が歯科医師であったことがDNA検査によって判明したのです。1991年9月、キンバリーさんは連邦議会の公聴会に車椅子に乗って出席し、弱った体で懸命に証言をしました。しかし、同年12月に彼女は23歳という若さで他界したのです。

HIVはそう簡単には感染しないこともあり、当初は自身がHIV感染者だった歯科医が故意に感染させたという疑いがあった（該当歯科医は90年に死亡）のですが、さすがに実証されませんでした。この歯科医院では、合計6人の患者がHIVに感染したことも判明しましたが、結局事件の真相ははっきり解明されませんでした。しかし、現在では該当医師が故意に自分のHIVを患者に感染させたのではなく、**単に医療器具の滅菌が不充分であったのに使い回しをしたために、患者から患者へと感染が広がった**のではないか、という説が有力視されています。

２０１３年には、アメリカのオクラホマ州の歯科医院で治療を受けた患者が、HIVとC型肝炎ウイルスに院内感染しました。この歯科医院では、医療器具を複数の患者に使い回ししており、滅菌処置を怠っていたことが保健当局の調査で明らかになっています。

そのような経緯もあり、日本の歯科医でもハンドピース等治療器具の使い回しをせずに患者ごとに交換し、専用の洗浄・滅菌装置を使用するといった院内感染対策が行われています。ただし、対策にはコストも必要なことから、真剣に取り組んでいない歯科医も少なくありません。

じつはその歯科医院が滅菌を徹底しているかどうかを、簡単に見分ける方法があります。待合室に**「歯科外来診療環境体制加算（外来環）の施設基準を満たしている」**旨の掲示があれば大丈夫でしょう。この外来環を掲げている歯科は、厚生労働省の院内感染対策の基準を満たしていることの証明になるからです。

7

無駄に通院させて儲けようとする医者がいる!?

治療期間がやたら長い歯医者はハズレ!?

歯科治療にまつわる患者さんの不満としてよく聞かれるのが、「治療期間が長過ぎる」という声です。治療期間の長さは歯の状態にもよるので、状態が悪い場合は長期になってしまうことは確かにあるのですが、実際は**歯科医の側の勝手な都合で、診療報酬を稼ぎたいがために、無駄に何度も来院させているケースもある**のです。

私のところにも、「他の歯医者に通っていますが、歯の神経の治療をもう6ヶ月も繰り返しているのです。本当に半年以上も時間がかかるものでしょうか」という相談に来られた患者さんがいました。

私がその歯を見てみると、特に痛みなどの症状はないのです。治療期間が長いということは、当然仮詰めの期間も長くなってしまうわけです。そうなると、**歯の内部への口腔内細菌の再感染のリスクも高まる**ことになります。私だったら、もちろんそんな危険な治療はしません。

結局、その患者さんは当院で早々に神経の治療を終わらせて、詰め物を入れました。当院への通院は3回で終了です。本来はそれで終わらせることができるはずです。そもそも、1本の歯を治療するのに、週1回ほどの通院頻度で数ヶ月もかかるなどという事例はほとんどありません。しかし、「何ヶ月も歯医者に通い続けている」という話は珍しくないようです。やはり、**通院回数をむやみに伸ばすような歯医者は疑ってかかったほうがいい**でしょう。

ただし、「治療期間が長い」歯医者はダメでも、「診療時間が長い」歯医者は、むしろ「いい歯医者」である可能性が高いことにご注意を。特に**「初回の診療時間が長い」歯医者は、ほぼ例外なくいい歯医者**といっていいでしょう。

なぜなら、最初に診断を間違えると、歯の状態を改善させることが困難になるからです。正しい診断をすることが第一で、そのためには患者さんの話をよく聞くことが一番。だから、私も初回は時間をかけてしっかり診断するようにしています。

場合によっては、初診時は質疑応答に終始し、カウンセリングだけで終わってしまうこともあります。そこまでするのは、**正しい治療を行うためには初回の診断がとても重要**だという信念を持っているからです。

「初回なのに、根掘り葉掘り聞かれて疲れた」とか、「話ばかりで、ほとんど治療をしてくれなかった」などと思わずに。その歯医者はきっと「アタリ」なのですから。

8

逮捕者が続出なのに、ダメ歯医者が減らない
歯科助手が口の中を触るのは、違法です！

歯科医院で働いている職種には、①**歯科医師**、②**歯科衛生士**、③**歯科助手**、④**歯科技工士**（歯科医院内に歯科技工所を併設している場合）などがあります。それぞれの業務範囲は法律で定められていて、レントゲンを撮影したり歯を削って型取りしたり、詰め物を歯に装着するといった**「治療」を行うことができるのは歯科医師だけ**なのです。

歯科衛生士の業務は、歯石を取ったり、歯磨き指導や虫歯予防のフッ素塗布をしたりといった、主に歯周病治療や虫歯予防にまつわるもの。患者の口の中を触ることが出来るのは、国家資格を持つ歯科医師と歯科衛生士のみです。

歯科助手の場合は、バキュームで唾液を吸うとか、診療器材の準備をするといった業務になります。ところが、驚くべきことに**法律で定められた業務範囲を遵守していない歯科医院が少なくない**のです。

当院での就職希望者の面接において、「今まで働いていた歯科医院では、入れ歯の調整やレ

ントゲンの照射をやらされました。その罪悪感で転職を希望しました」と言ってきた歯科衛生士がいました。ほかにも、「前にいた歯科医院では、院長が虫歯を削った後、歯科衛生士が詰め物をしていました」といった告白を聞かされたことがあります。中には、「私は型取りもスケーリング（歯石取り）もできますから」と、違法行為をしている自覚がないらしく、お門違いの自己アピールをしてきた歯科助手もいました。

歯科医療の世界でも、人手不足の問題はあります。しかし、いくら人手不足だからといって、**資格も知識もない人間に治療行為をさせることは絶対に許されません。**

ところが、歯科医師免許を持たない者に治療行為をさせて逮捕される歯科医院院長は後を絶たないのです。警察の取り調べで、「他の歯科医院でもやっているんだ！」と開き直る院長さえいるそうです。歯科医院で、自分の口の中を触る人がどんな職種なのか、それを確認することは、自分の身を守る上でも極めて重要だということをお忘れなく。

歯科助手の違法行為の代表例
・歯垢や歯石を取り除く行為（スケーリング）
・レントゲンの撮影ボタンを押すこと
・麻酔をかけること
・詰め物やかぶせ物を患者さんに装着する行為
・歯を削る行為
・印象（歯型）を取る行為
・噛み合わせを取る行為（咬合採得）
・フッ素塗布
・歯ブラシ指導

9

過当競争が生んだ、行き過ぎたサービスの弊害

24時間診療の「コンビニ歯科」にはご用心！

日本全国の歯科医院の数（約6万9０００）はコンビニの軒数（約5万7０００）よりも多いそうです。ところが、歯科医院の総数は年々増加しているのに対し、虫歯の数は減っているのです（12歳児の虫歯の数は30年前の約4分の1）。そうなると、当然歯科医院の競争は激化します。倒産件数も年々増加傾向にあり、**２０１８年には前年の2倍以上となる23の歯科医院が倒産**に追い込まれました。

生き残りに必死な歯科医院は、差別化するために様々な工夫を凝らしていますが、最近増えてきているのが、**夜間診療や休日診療を行うという歯科医院**です。すごいところになると、「年中無休・24時間診療」という歯科医院もあるようです。仕事が忙しくて平日の日中にはなかなか通院できないという人たちにとっては、確かにありがたいかもしれません。

しかし、コンビニですら24時間営業を見直している昨今です。このような「コンビニ・クリニック」は本当に便利なのでしょうか。私は正直疑問に思います。院長一人が集中力を持って

診療できる時間は当然限られていますから、それ以外の時間は他の歯科医師を雇って診療を行う必要があります。

ところが、基本的に現在の歯科業界は慢性的な人手不足に悩まされています。欠員が出たとしても補充人員を採用するのは困難なのが実情です。欠員の補充ができないために、規模を縮小せざるを得ない歯科医院も珍しくないのです。まして、**夜間や休日に診療する人員まで確保するとなると並大抵の努力では難しい**でしょう。

現実的には、夜間や休日に診療を行う歯科医院となると、歯科医師の採用がうまくいくとはどうしても考えにくいのです。そうなれば、少ない人員で無理して診療することになってしまいます。あるいは、**研修医期間が終わったばかりという経験の浅い歯科医師をアルバイトとして雇う可能性**もあります。そんな未熟な医師を働かせていたのでは、当然診療の質はガタ落ちとなるはずです。

労働過多でヘロヘロな歯科医師ばかりの「ブラック」なクリニックや、未熟な新米医師だらけの歯科医院では、安心して治療を受けられないのではないでしょうか。個人的には、**歯科医院の場合、緊急時以外の夜間診療は避けた方**がいいと考えます。したがって、「年中無休・24時間診療」をうたう歯科医院は疑問だと言わざるを得ません。

10

ネットやSNSでの評判を鵜呑みにしてはいけない

広告費を出してコメントを書かせるケースが大半

少し前に、ある有名なグルメサイトにおいて、店から金をもらって組織的に好意的な口コミを書かせていたヤラセ業者がニュースになったことがありました。**じつはそれと同じようなことが、歯科業界でも頻繁に行われていることをご存じでしょうか。**「毎月5件、クリニックへの好意的なコメントを書きます。その口コミをネットで見た患者さんが多く来院されます。月10万円でいかがですか？　これまでの実績もお見せしますよ」などと、言葉巧みに広告費を出させる仕組みです。

インターネットだけでなく、書籍の場合でもあります。「評判のいい歯医者100選」とか、「腕利き名医のいる歯科クリニック100」などというタイトルの本を書店で見かけたことがあるかもしれません。

ただし、**これも実態は「広告」であるケースが大半で、その手の本に紹介されているのは、出版社に広告費を支払って掲載されている歯科医院**であるわけです。つまり、本当は「評判がいい歯医者」と言うより、「高額な広告宣伝費を出した歯医者100選」であることが多いのです。

ネットで様々な歯科医院紹介サイトを検索してみると、ある医院に100件近くもの口コミが書かれている例も見かけます。私自身、飲食店に行った後でその店のコメントを書くなど、まったくしない人間なので、ネットやSNSなどにコメントを書くという行為自体がピンとこないということもあるのですが、**ひとつの医院にそれほど多くの口コミが集まるのはどうしても不自然**に感じてしまいます。

私はまったく使ったことはありませんが、知り合いの開業医で、ヤラセ口コミ業者を使っている人もいました。中には**通院している患者になりすまし、自分の医院を褒める口コミをせっせと書いている開業医もいる**ことも知っています。だから私には、どうしてもネットの口コミは「眉唾」に思えてしまうのです。

もちろん、すべての口コミがヤラセだとは言えないでしょうし、本当に来院した患者さんが書き込んだケースもあるとは思います。しかし、ネットの口コミを鵜呑みにして、「ここならネットで評判だから大丈夫だろう」などと、信じ込んでしまうのはどうかと思います。**本当に評判のいい歯科医院であれば、そんなヤラセ業者を使わなくても、自然に患者さんが集まる**はずだと思いますね。

デンタルIQチェック
（23-24ページ）
解答編＆診断結果

【解答】

Q①＝×（親知らずがある人なら、最大32本が正解） **Q②＝×**（犬歯は3本目が正解） **Q③＝○** **Q④＝○** **Q⑤＝○** **Q⑥＝×**（歯周病は重症化すれば歯が抜ける） **Q⑦＝○** **Q⑧＝○** **Q⑨＝×**（虫歯と歯周病の原因となる細菌はそれぞれ別） **Q⑩＝○** **Q⑪＝○** **Q⑫＝×**（歯周病は感染症なので人から人へうつる） **Q⑬＝○** **Q⑭＝○** **Q⑮＝×**（歯周病は女性ホルモンと関連しており、女性のほうがかかりやすい） **Q⑯＝○** **Q⑰＝×**（歯磨き剤の量は関係ない） **Q⑱＝○** **Q⑲＝×**（歯槽膿漏は古い用語で、歯周病と意味は同じ） **Q⑳＝×**（歯の喪失防止こそが最重要）

【診断結果】

正解数＝16問以上の人

あなたのデンタルＩＱは、かなり高いレベルにあり、日常的な歯に対する健康意識の高い人と言えるでしょう。本書を最後まで読めば、さらにレベルアップできます。

正解数＝12 ～ 15問の人

デンタルIQは平均よりやや高いレベル。ただし、今一歩というところ。より意識を向上させるためにも、本書を最後までしっかり読んでいただきたいと思います。

正解数＝8 ～ 11問の人

ほぼ平均レベルなのですが、このレベルの人は虫歯や歯周病にかかるリスクが高いです。歯を大切にする意識をもっと高めることが必要。しっかり本書を読んでください。

正解数＝0 ～ 7問の人

残念ながら、あなたのデンタルIQは最低レベルです。相当歯の痛みがない限り、歯医者にも行かないはず。このままでは危険です。根本的に意識を変えることが必要でしょう。

2章

危ない治療が寿命を縮める!

間違いだらけの歯科治療

インプラント、歯列矯正、ホワイトニング、予防歯科

イントロダクション

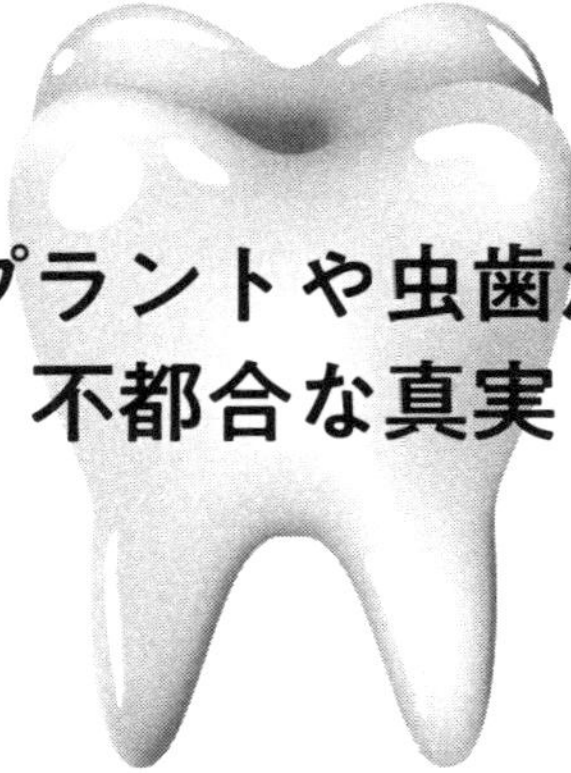

インプラントや虫歯治療の不都合な真実

最近の歯医者のホームページや広告などを目にすると、一番目立つワードは「インプラント」ではないでしょうか？　インプラントは他の治療に比べて単価が高く、その分歯医者にとって「儲かる治療」のひとつだと言えます。

しかし、インプラント治療は高度な技術が必要であり、技術力が求められます。未熟な歯科医師では困難なはずなのに、実際は歯科医師免許さえあれば、ちょっと講習を受けるだけで行うことが可能です。そんな未熟で「危ない歯医者」たちが平気な顔をして、難しいインプラントを行っているのは、患者さんにとってリスクでしかありません。実際に、未熟さが招いたインプラントを巡るトラブルは少なくないのです。

広告でよく見かけると言えば、「ホワイトニング」にも注意が必要。歯科医院で行われる「オフィスホワイトニング」に対し、「セルフホワイトニング」というものがあります。これは医療機関でなくても施術できるものですが、歯科医院でのホワイトニングで使われる薬剤や機械は使用できません。つまり、「似て非なる」ものなので、その効果はあまり期待できないかもしれません。一部では、ホワイトニング薬剤による健康被害も報告されているので、リスクが大きいといえます。

このように歯科治療に関して、患者さんが正しい知識を持たずに、ただ医者の言うことを聞いているだけですと、時にはトラブルに巻き込まれる可能性があることを知ってほしいのです。インプラントやホワイトニングに限らず、虫歯治療においても注意が必要です。例えば、虫歯で強い歯の痛みを感じた場合、「根管治療」と言って、神経を抜く治療が行われることが多いのですが、これにも問題があります。神経を抜いた歯は、脆くなって確実に寿命が短くなるからです。

虫歯治療のリスクは、ほかにもあるのですが、あまり語られていません。自分たちの都合の悪いことは隠そうという歯医者が少なくないからでしょうか。歯科医院は全国的に過当競争にさらされていて、経営不振に悩む歯医者も少なくありません。経営のためにやむを得ず、患者さんにとって不利益を与えるような治療を不本意ながら行っているケースもあるかもしれません。この章は、そんな歯医者に行って後悔することがないように、歯科治療の現実を知っておいてもらうためにまとめました。

11

自分の歯の価値を考えたことがありますか

歯を失うと「3200万円」も損するってホント？

皆さんは、自分の歯にどれほどの価値があるのか、考えたことがありますか？　**じつは歯には「1本100万円」の価値がある**ということが、歯医者の世界では普通の認識です。でも、一般の方はそう聞くと驚くかもしれませんね。「自分の歯にそれほどの価値があるとは思えない」という人が多いはずです。

しかし、**欧米諸国では歯を治すのに1本100万円から200万円かかることが珍しくない**ため、自分の歯にそれだけの価値があるものだとみんなが認識しています。健康保険制度のある日本では、安価で治療できることが利点ではありますが、その分、歯に対する意識が低くなってしまったことは由々しき事態と言えるでしょう。

厚生労働省の「平成26年国民健康・栄養調査」の結果によれば、**収入が高い人ほど残っている歯の本数が多い**ようです。同調査では、「歯の本数が20本未満」という人は、年収600万円以上の男性が20・3％なのに対し、年収200万円未満の男性に限ると33・9％にはね上がります。女性の場合は男性ほど顕著な差ではないものの、歯が20本未満の女性は、年収200万円以下＝31・2％なのに対し、年収600万円以上＝25・8％でした。やはり、低年収層ほど歯の本数が少ないことは明白なのです。

所得によって肥満や生活習慣病になる割合が変わることはデータから明らかであり、だいぶ前から指摘されていました。確かに、お金があれば医療費や健康維持に費用をかけることは可能ではあるのですが、単純にそれだけではないように思えます。

つまり、「知識や意識の差」も大きく、**歯の価値と重要性を知っている人であるからこそ、歯を大切にしていることで健康を維持しており、その結果として高年収を実現できている**という言い方もできるのではないでしょうか。

歯の本数は全部で32本です。1本の歯に100万円の価値があると仮定すれば、誰もが合計3200万円の資産を持っているということになります。歯を失うことで、様々な病気のリスクも上がってしまうことも見逃せない事実。つまり、**歯を全部失ってしまえば、その分高額な医療費がかかる**ことになる可能性が大きいのです。

すべての歯を失うと、「3200万円の生涯医療費を損する」というのは、決して大げさな話ではありません。真剣に自分の歯の価値を見直してほしいと思います。

12

儲け主義の半人前歯科医によるトラブル続出！

未熟なインプラント治療が引き起こすリスク

インプラント治療は高度な技術が必要な手術です。本来は歯科医師免許さえあればすぐにできるような手術ではないはずなのですが、実態は必ずしもそうではありません。**歯科医師免許を取得した者であれば、1、2回インプラントメーカーの講習を受けるだけで行うことができる**のです。

残念ながら、技術が未熟な歯科医師でも平然とインプラント治療を行っているのが現状です。そんな半人前のインプラント治療であれば、当然患者さんにもリスクを与えてしまいます。

実際に、インプラント治療への注目度が増したことに比例して、**未熟な歯科医師によるインプラント・トラブルも続出している**のです。トラブルが続発している原因としては、インプラント治療が他の治療法より比較的単価が高いために採り入れたいと考える歯科医師も多くいること。しかし、その反面で最新のインプラント治療の技術や情報を十分に学んでいないドクターが少なくないことが挙げられます。

インプラント治療は、手術によって人体に人工物を埋入する治療法です。そのため技術力と慎重さが要求されます。しかし、**技術が未熟で十分な知識や経験がないのに、儲かるからという理由で治療を行うドクターが後を絶ちません。**インプラント術前の適切な診断、術式の正確さが欠如し、副鼻腔にインプラントが突き抜けてしまって炎症を起こすほか、インプラント埋入時に誤って神経や血管を損傷してしまい、後遺症につながるという事例もあります。なかには利益を優先するあまり、インプラントありきの治療を行った結果、健康な歯を抜歯するケースまであるようです。

技術面だけでなく、設備面が不備な場合もあります。インプラント治療には、精密な検査と適切な診断に加えて、安全に処置を行うことが重要になります。そのためには、**適切な設備と十分に管理された衛生環境が不可欠**なのです。

術中・術後の衛生管理が不十分だったために感染症を誘発したり、十分な設備がないままに治療を行って、術中・術後に発生した異変に対応できずに深刻な医療ミスが発生したりすることもあります。また、事前の説明不足や術後のメンテナンスに不備があるためのトラブルも多発しています。そうならないためにも、未熟なインプラント治療が引き起こすリスクを知っておくべきなのです。

13

インプラントは「一生もの」と思ったら大間違い

周囲炎や神経障害などのトラブルも続出

インプラントは入れ歯よりも強く噛めます。見た目も機能も自分の歯に近いことから、「失った歯を取り戻せた」と勘違いしてしまう人もいます。現在では治療費が高価な分、インプラント治療に対する満足度は低くないのは確かでしょう。

ただし、**インプラントは「一度入れてしまえば安心」な〝一生もの〟ではありません。**特に近年で顕著になっているのが「インプラント周囲炎」。これは歯周病に似た感染症で、インプラントにプラーク（歯垢）が付着して炎症を起こすことが発端となって起こる病気です。

インプラント周囲炎については、次の項で詳しく説明をしますが、手術や治療計画などに問題があるケースのほか、**信頼性の低いインプラントメーカーが作ったインプラントを使った場合などは、施術から5〜10年を経過したあたりで、インプラント周囲炎**が起こる事例が非常に目立っているのです。

インプラント周囲炎だけではなく、ずさんなインプラント治療が原因で、アバットメント（人工歯を支えるネジの一部）が折れるなど様々な口腔内トラブルも頻出しています。最も悲惨なのは「神経損傷」で、その大半は下あごを通る下歯槽神経を損傷するケースです。**顔面が痺れたり、神経障害性の疼痛が慢性的に生じたりするほか、会話や食事が困難になるなど、長期間にわたって後遺症が続いてしまう事例が多数報告**されています。さらに、このような深刻なトラブルが生じているのに、歯科医師側がまったくフォローをせず、ごまかしてうやむやにしていることも少なくありません。

インプラント治療を受ける患者さんにとっては、**高額な治療費に見合うだけの長い期間での使用が可能か**という点が重要だと思います。長期の使用を可能にするには、歯科医師の技術だけでなく、ハード面もポイントです。インプラント自体も、国内外の数多くのメーカーからあらゆる形状、材質のものが流通しているのですが、なかには構造や精度、衛生管理の点で問題があると思われる製品も少なくありません。

特に「ワンピース型」と呼ばれるインプラントは、手術が1回で完了するため、低コストで治療期間も短縮できるので、経験の浅い歯科医に人気があります。しかし、**ワンピース型は挿入後に角度の微調整が効かず、技術的には難しいものです。未熟な歯科医師が手を出した結果、必然的にトラブルが頻発している**ので、大いに注意してください。

14

自覚症状がなく、治療法が確立されていない!?

極めて厄介な「インプラント周囲炎」が急増中

インプラントは自分の歯と比べて、歯肉奥への細菌感染に対する抵抗力が低いため、歯周病リスクが高いのです。**近年では、「インプラント周囲炎」が急増**するなど、問題化しています。インプラント周囲炎は、インプラントに細菌が感染するために起こり、その細菌は歯周病に関連する細菌と類似していることが報告されています。

インプラント周囲炎に先立ち、まず「インプラント周囲粘膜炎」という症状が起こります。インプラントにプラーク(歯垢)が付着すると、周囲粘膜に歯肉炎と同様の炎症が生じます。このインプラント周囲口腔粘膜に炎症が起こる状態を「インプラント周囲粘膜炎」と呼びます。歯だけに炎症がとどまっている状況ですが、歯肉炎の状態と類似しています。この時に**歯ブラシなどでプラークを除去すれば、感染の進行を防ぐことが可能です。逆に、この段階で手を打たないと危険なことになる**のです。

歯周病が歯面に沿って進行するように、インプラント周囲粘膜炎を放置していると、インプラントに沿って感染が進行していきます。細菌感染が深部にまで至ると「インプラント周囲炎」を生じます。こうなるとかなり厄介で、歯周病と比較して病気の進行がかなり早く、骨にまで炎症が波及して、インプラントを支える骨が破壊的に失われていくのです。この状態になると、もはや外科的治療を行なって治療する方法が一般的です。

インプラント周囲炎が厄介なのは、**痛みなどの自覚症状がほとんど出ないことも多く、そのせいで気付くのが遅れてしまう**こと。さらに歯周病とは異なり、インプラントの先端の部分が少しでも骨に付いている限りインプラントが動かないため、食べた物が詰まるとか、噛みにくくなるようなこともありません。歯科医院を受診した時にはすでに深刻な状態に病状が進行していることも多いのです。

じつは、インプラント周囲炎は決定的な治療法がまだ確立されていないのです。感染がインプラント周囲深くまで進行すると、インプラント体からプラークを完全に取りきることが困難になります。

だからこそ、インプラント治療を受ける場合には正確な診査診断のもとで、**適切なインプラント処置後のメンテナンスを行っている歯科医院を選ぶ**ようにすることが大切だということをしっかり認識しましょう。

15

効果も不明でリスクがいっぱい！

「セルフホワイトニング」に手を出してはいけない⁉

ホワイトニングには歯科医院で行う「オフィスホワイトニング」、「ホームホワイトニング」（歯科医院で薬剤の処方を受け、自宅で行う）のほかに、美容サロンなどで行う「セルフホワイトニング」と呼ばれるものがあります。文字通り「自分で行う」のがセルフホワイトニングで、サロンなどに行っても自分で行うのが原則です。それを別にすれば**だいたい似たようなものだと思っている人もいるかもしれませんが、じつは両者はまったく異なるもの**です。

まず、セルフホワイトニングを取り扱うサロンや専門店は「医療機関」ではないことに注意する必要があります。歯科医院で施術されるオフィスホワイトニングは医療行為ですが、セルフホワイトニングは、当然医療行為ではありません。あくまで自分自身で行うもので、スタッフによる施術は禁じられています。

歯科医院でのホワイトニング施術に使用される薬剤は医薬品に分類されるので、医療機関でない場所では使用はできません。歯科医院では、おもに**「過酸化水素」**や**「過酸化尿素」が主成**

分の薬剤を用いて歯を漂白しています。対して、セルフホワイトニングでは、このような薬剤はまったく使用できないのです。使ったら「違法」になってしまいますから。

したがって、セルフホワイトニングで扱っている薬剤は、店によって違いがあるのですが、**重曹やポリリン酸、炭酸カルシウム、メタリン酸などを用いることが多いようです。これらは市販の歯みがき粉にも配合されている成分で、資格がなくても扱うことができるもの**です。

また、使用する機械にも大きな違いがあります。歯科医院では、医療機器として効果が認められているハロゲンライトやレーザーなどを歯に照射し、歯を白くする効果を高めています。対して**セルフホワイトニングでは、LED照射などが使われていますが、実際の効果には不明な点もあり、正直なところ劇的な効果は期待できない**と言えるでしょう。つまり、「歯の表面の汚れを落とすことはできても、漂白作用がない」ことがセルフホワイトニングだと思ってください。歯科医院でのホワイトニングとはあくまで別物なので、料金が安いのは当然なのです。

自分で薬剤を塗るのでムラができるとか、検診をしてもらえないのも不安材料です。虫歯や歯周病があった状態でホワイトニングをすると、薬剤が刺激になり痛みが発生する場合もあります。さらに**個人輸入のホワイトニング薬剤を使うことによる健康被害など、リスクがたくさんある**こともあり、安易に手を出してはいけません。

16

デメリットだらけの「セラミック矯正」にご用心！

芸能人のような白い歯は虫歯リスクが高い

芸能人などによくみられる不自然なほどに白い歯。「私もあんな真っ白な歯になりたい」と憧れてしまう人もいるかもしれません。しかし、あの真っ白な歯の正体をご存じでしょうか。ほとんどの場合、**あのような白い歯は健康な歯を削って、真っ白なセラミックの人工歯を被せている場合が多い**のです。自分の歯を削ってまで、ニセモノの白い歯を入れるのは、正直言って歯科医としてはおすすめできません。

また、「セラミック矯正」という言葉を最近よく聞くようになりました。「歯並びがよくなる」という理由で若者を中心に流行しているのですが、こちらもデメリットが多く、歯科医が推奨できない治療法と言えるものです。

セラミック矯正は、歯を削ってセラミックを被せて、一見歯並びが良くなったように見せているだけです。歯並びの悪い箇所を限界まで削って、その部分を隠すためにセラミックで覆うのです。だから、短期間で安く〝治療〟ができるというカラクリというわけです。「矯正」とは名ばかりであり、**本当の意味で「矯正」するのではなく、あくまでごまかしの施術**と言えるでしょう。

通常の歯列矯正は歯自体を動かすのですが、最低でも半年以上をかけてじっくり行います。対してセラミック矯正は治療期間を大幅に短縮できるというメリットがうたわれます。「2時間で矯正できる！」とか、「短期間で理想の歯並びに！」などと、派手なキャッチコピーであおっている歯科医院もありますが、大いに注意してもらいたいものです。セラミック矯正では、**歯の根の位置は変わっていないため、かなり無理をした形態の被せ物を被せることになります。そうすると、歯に汚れがたまりやすくなり、虫歯のリスクが上がってしまいます。**

そもそも、健康な歯を削るのは歯にとっては大きなダメージがあり、歯の寿命を縮める行為なのです。しかし、そんなデメリットを知らずにセラミック矯正を行う人たちがあまりにも多いことは問題です。歯を削り、神経を取ることで虫歯のリスクや再治療のリスクが高まるからです。**歯は一本抜けたら驚くほどに、他の歯もつられるように抜けていきます。歯が抜ければ、認知症などのリスクが上がることも研究によって証明されている**のです。儲け主義に走り、派手な宣伝文句をうたってセラミック矯正をせっせと行う歯科医たちも、決して自分の娘には勧めないでしょうね。

17

歯の神経を抜く時、失うのは神経だけではない！

神経を抜いた歯は、枯れ木のように脆くなる

虫歯が神経まで進行し、強い痛みを感じてから慌てて歯科医院に駆け込むと、神経を抜く治療が行われます。歯の内部で細菌に感染した神経や血管が束になった歯髄《しずい》を取り除いて、充填剤で密封します。「抜髄《ばつずい》」とか「根管治療」とも言われますが、神経だけでなく歯髄、つまり歯の内部にある組織ごと取ることになるのです。この**歯髄には毛細血管によって歯に栄養を供給する役割があります。そのため、神経を抜くと歯は脆くなって黒ずみ、歯の寿命は短くなる**のです。

歯髄を取り除いてある歯は痛みが出ないため、二次カリエス（32ページ参照）によって、再び虫歯になっても気がつかない場合が多いのです。さらには、血液が通わないために歯が脆くなってしまいます。歯髄は歯根の先端に開いている穴を通し、顎の骨から神経と血管が入り込んで成立しており、感覚と栄養供給を司っているからです。

歯髄を除去した歯というのは、木が立ち枯れている状態に似ています。枯れ木は、見た目こ

その木の形はしていますが、枝を折ったらポキっと簡単に折れてしまいます。まさに歯髄を除去した歯もそんな状態なのです。**神経を抜いてしまった歯は、歯の形はしていても、枯れ木同様に非常に脆いもの。そんな歯で硬いものを噛んだりすると、歯根破折を起こす可能性が高くなるのは当然**です。

神経を抜いた歯は、痛みが取れたことでとりあえずは大丈夫なのかと思ってしまいがちですが、その後に問題を抱えてしまうことが少なくありません。細菌を含んだ組織の取り残しなどで、治療後に根の先端から歯ぐきの周囲に感染が広がってしまうケースが多いのです。そこで、神経を取り除いた後には根管の内部を消毒して、薬で詰めて塞いでしまう「根管治療」を行うことになります。

根管を薬で埋める際に、根管内の消毒が完璧にできていなければ、根管内に残った細菌によってさらにひどい症状を再発してしまいます。そのため、根管治療では神経を取り除いた後の根管内を完璧に消毒する必要があります。しかし根管の中は複雑に枝分かれしているので、万全な治療を行うことは大変難しいのです。マイクロスコープ治療など、精密機器を利用して高精度な消毒を行う歯科医院もありますが、そのような投資ができない歯科医院では、根管治療後の虫歯の再発率が極めて高くなります。

18

虫歯治療における「負のスパイラル」の恐怖！

永遠にもつ詰め物などはこの世に存在しない

私は来院された患者さんから、「前の歯医者で入れた被せ物が取れてしまいました。そこの先生から『一生もつ』って言われたのに…」と言われることが度々あります。「先生、この詰め物は一生もつのでしょうか？」という質問をされることも多いです。

残念ながら、多くの人が歯科治療の大前提をご存じないようです。はっきり申し上げますが、**〝永遠にもつ詰め物〟などというものは、この世に存在しません。**もちろん、詰め物の素材によって耐久性は異なるし、〝比較的長くもつ〟詰め物ならば実際にありますし、歯科医の技術によっても差は生じます。ただし、どんな素材の詰め物でも、腕のいい歯科医でも、永遠に維持することは不可能です。

詰め物と歯の間にあるセメントの経年劣化などで、必ずいつかは外れてくるか、あるいは歯と詰め物のすき間から虫歯菌が入って、虫歯が再発する可能性が高いからです。しかも、再発した虫歯を治療するために再び削ると、神経に感染が起こりやすくなります。そうなると、神経を取り除くことになり、神経を抜いた歯は、土台を入れるためにさらに薄く削ることになるのです。

こんなことを数回繰り返していれば、その結果、当然の報いとして歯が薄くなっていきます。歯が薄くなれば脆くなるので、折れやすくなったり、抜けたりするリスクが高まります。抜けなくても、抜歯をしなくてはいけない必要が生じることも多いはずです。

まさに、虫歯治療の繰り返しから歯を失うという、負のスパイラルに陥ってしまうのです。歯を失う連鎖とは、**①虫歯になる→②歯を削る→③詰め物を入れる→④虫歯が再発する→⑤神経を抜く→⑥被せ物をする→⑦虫歯が再発する→⑧また歯を削る→⑨抜歯**。

長期的に見ると、最初に虫歯治療で歯を削ったことから、この「歯を失う連鎖」にもう組み込まれてしまうことに注目してください。

虫歯治療から抜歯までの負の連鎖

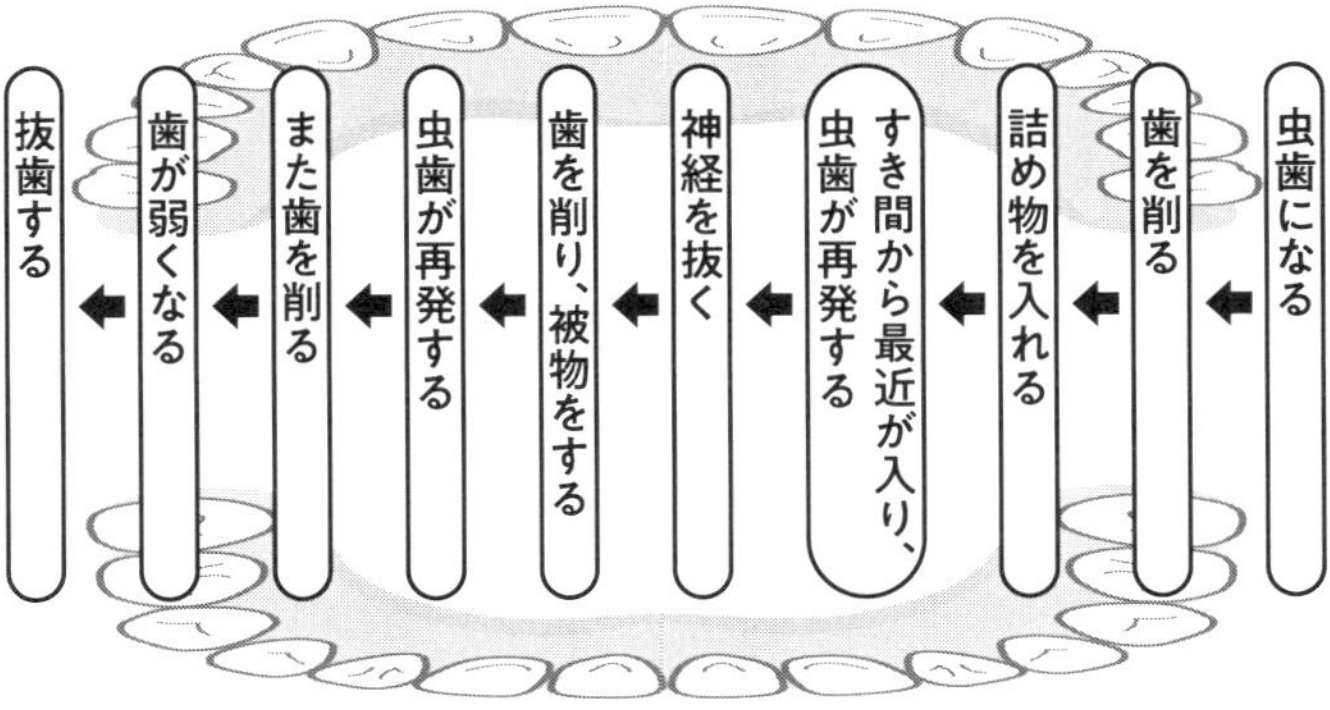
虫歯になる
歯を削る
詰め物を入れる
すき間から最近が入り、虫歯が再発する
神経を抜く
歯を削り、被物をする
虫歯が再発する
また歯を削る
歯が弱くなる
抜歯する

19

保険診療の銀歯はなぜ長持ちしないのか?

「いい治療では儲からない!?」歯科医院の裏事情

治療して詰め物を入れた歯を失わないようにするためには、いかに詰め物や被せ物を長持ちさせて虫歯の再発までの期間を遅らせ、その歯の再治療回数を少なくするか、が重要です。そのためには、毎日の歯磨きや定期的な歯科医院でのクリーニングが重要なのですが、大切なのことはそれだけではありません。

①詰め物を歯に固定させるセメントの種類(合着セメントと接着セメント)、②詰め物と歯との適合(詰め物が歯にピッタリした高精度であるか)、③詰め物の素材(銀歯かセラミックか)。この3つが歯の寿命を大きく左右するのです。セメントは「合着セメント」と「接着セメント」に大別されます。

合着セメントは歯と詰め物の間の摩擦力で詰め物が外れないようにしているだけで、歯と詰め物はくっついていません。対して接着セメントは歯と詰め物の双方に、文字通りに接着して詰め物を固定しています。当然、接着セメントのほうが耐久性も高く、詰め物の下に虫歯菌も入りにくく、詰め物も長持ちします。

本来はすべて接着セメントで固定すればいいのですが、歯科医院の事情が絡んでそうはできないのです。接着セメントは高額で経費がかかります。保険診療で行う銀歯に対して、**接着セメントを使用すると利益がほとんどなくなり、使用しない歯科医院も多い**のです。また、接着セメントは詰め物と歯の両方に薬品を塗り、化学処理を施す手間が必要。来院患者の回転数を上げるために15分ほどの診療で済ませる歯科医院では、少しの手間すら惜しいので、保険診療には合着セメントを使用することになります。

また、ユルユルな詰め物では当然外れやすくなり、詰め物の下に虫歯菌が入りやすいのです。詰め物の精度に大きく関わるものは「型取り」の精度。歯科医師の型取りの技術も重要ですが、型取りをするための材料によっても精度は大きく変わります。**シリコン系の型取り材は精度が高いのですが、これも経費がかかるため使用してない歯科医院も多い**のです。

銀歯も適切に処置すれば長期間もつケースもあります。しかし、セラミックに比べて金属は歯と接着させるのが難しく、銀歯の下で虫歯になるケースが多いのです。日々の診療で銀歯を外すと、その銀歯の裏側が真っ黒に腐食している光景をよく見ます。いずれにしても、**歯科医院の勝手な都合で、患者さんが歯を失うリスクが高まっている**ことは重大な問題です。

20

40代以降の中高年層は要注意！

「古い銀歯」が健康を蝕み、死を招く!?

いわゆる「銀歯」と呼ばれるものには、2種類あります。一つは、「金銀パラジウム合金」で、もう一つは「アマルガム」です。現在の歯科治療で使われるのは、ほぼこの両者です。アマルガムは、合金粉末を練って虫歯を削ったところに詰めるものです。かつて、アマルガムは虫歯治療の8割を占めていましたが、30年程前から使用は減っており、**ヨーロッパのEU諸国などでは、ほとんど使用禁止になっている材料です。アメリカでも一部の州で使用が禁じられました。**

じつはアマルガムには無機水銀が高濃度に含まれており、人体への悪影響が懸念されているのです。**アマルガムに含有される水銀が口腔内で腐食し、溶け出した水銀が体に蓄積して、金属アレルギーを引き起こすなど健康に与える影響が問題視されています。**また、無機水銀が神経系に悪影響を起こすという説もあり、いずれにしても多くの健康被害が囁かれていることは間違いありません。**40代以上の中高年世代の人は、昔詰めた銀歯が、現在体を蝕んでいる恐れ**

材料	アマルガム	金パラ	金合金	レジン	セラミック
安全性	×	△	○	△	◎
強度	△	○	○	△	○
審美性	×	×	×	○	◎
コスト	○（保険可）	○（保険可）	×	○（保険可）	×
適合性	×	×	◎	△（技術次第）	○
簡便さ	◎	△	△	○	×

があると言えるため、注意が必要です。

銀歯では、「金パラ」と呼ばれる「金銀パラジウム合金」もよく使われる金属です。ただし、日本以外では使われていません。

昔は直接金を詰めていましたが、その後、鋳造した「金合金」を糊付けする方法が普及。歯科医療では、白金（プラチナ）も合算して20Ｋや22Ｋの金合金を使います。ただ、かつて国民皆保険制の導入に当たり、材料が金では国家の負担が大きくなるため、コスト削減という政策的に「代用金属」として作り出されたのが「金パラ」で、それが今日でも使われているという事情があります。

金属系以外では、保険でも使えるプラスチック系の「レジン」、欧米で主流の陶器系のセラミックなどがあります。レジンはかつて弱点だとされた耐久性も改善され、**メリットも多い反面、歯医者の技能に依存する面が大きいことと、銀歯より儲からないという理由で、使いたがらない歯医者が多い**のです。

21

初期の虫歯は自然治癒を促すことが新常識

「虫歯を削らず、放っておくと大変」は大ウソ！

かつては、「虫歯は自然には治癒せず、どんどん悪化するので、早期に発見して治療しなくてはいけない」とされていました。そんな教えに忠実に従って、少しでも歯に痛みを感じたら、せっせと歯医者に通って、虫歯を削って銀歯を入れるなどの治療を受けてきた人はかなり多いことでしょう。「虫歯を放っておいたら、大変なことになる」などと、多くの人が脅されてきたわけです。

ところが、近年ではそんな〝歯の常識〟が大きく変わっていることをご存じでしょうか。現代では、むしろ**「初期の虫歯は、削らないほうがいい。自然治癒を促すべきである」**と、以前とは180度異なる見解が歯科医の新常識となっているのです。

人間の生体には、**唾液の〝緩衝作用〟があり、虫歯によってエナメル質が溶け出してしまう「脱灰現象」を補修することができます**が、これを**歯の「再石灰化」**と呼びます。虫歯の主な要因となるのは、ミュータンス・レンサ球菌という細菌で、これが強い酸性の乳酸を出すために、歯の表面を覆うエナメル質を溶かしてしまいます。しかし、再石灰化により、一度溶け出したエナメル質は一定の時間を経過すると元に戻るのです。

今では、**初期段階の虫歯であれば、清潔にしてフッ素などを作用させることにより、溶け出した歯が補修されていく**ことが明らかになりました。そこで、初期段階の虫歯は削らずに、口腔内を清潔にして再石灰化による治癒を促すという考え方が主流になっているのです。

ただし、「再石灰化」には、「脱灰」に費やした何倍もの時間が必要です。そこで、再石灰化のためには、**食事の間隔を十分に空けて再石灰化のために時間を確保することと、酸性の食品を長く口の中に入れない**といった注意が必要です。

健全な歯を大きく削ることには問題が多いことは言うまでもありません。69ページで前述したように、一度歯を削ってしまうと、虫歯が再発するリスクを抱え、「負のスパイラル」にハマってしまい、歯を失うリスクを抱え込むことになるのです。

脱灰と再石灰化のメカニズムについては、１９９０年代頃には解明されていました。それでも、歯科業界はこの事実を積極的に広めることをせず、削る治療を続けてきたのです。ただし、従来の治療に問題意識を持っている歯科医であれば、新常識に則って初期治療には自然治癒を促し、無駄に削るようなことは決してしません。

22

歯医者に行くと感染症にかかるリスクあり!?

院内感染対策を平気でサボる歯医者たち

歯を削る際に使用する器具（ハンドピース）は、患者一人ごとに交換する必要がありますが、**アルコールで拭いて消毒する程度で交換しない歯科医院が多く、問題になっています。**

２０１４年に、東北大学歯学部などの調査で、全国１０００人の歯科医にアンケートを行ったことが報道されました。その結果、52％が「ハンドピースを患者ごとに交換している」という答えでしたが、「感染症患者とわかった場合や、血液などが付いた場合などにハンドピースを交換する」が合わせて33％、「消毒液で拭くだけ」が13％。驚いたことに「何もしない」という回答が１人だけいました。

さらに、「患者ごとに手袋を交換していない」、「患者によって手袋を使わない場合もある」など、**院内感染対策を考えると不適切な回答が47％もあり、「手袋を使用しない」も１％いました。**歯を削るドリルの刃にあたるポイント・バーについては、学会の指針通りに「洗浄・滅菌している」とした回答は64％で、残りは「（洗浄せず）滅菌のみ」が３％、「洗浄のみ」が

13％。「薬液消毒のみ」が20％という回答でした。

ではなぜ、このように院内感染対策をしっかりと行っていない歯科医院が多いのでしょうか。その理由は2つあると考えられます。

血液や唾液などはすべて感染性があるとして取り扱う方法を「スタンダード・プレコーション（標準予防策）」といいます。1996年ごろにアメリカで提唱されました。しかし、それ以前に歯学部で教育を受け、卒業後に最新の医療知識を取り入れていない一部の歯科医には、スタンダード・プレコーションの必要性を感じず、まったく実践していない人がいると思われます。そして、ハンドピースなどを患者ごとに交換しない理由としてもう一つ考えられるのは、やはりコストの問題ではないでしょうか。

ハンドピースは精密機器で、一本10万円以上はする高価な機器です。それを患者ごとに交換して滅菌するとなると、多くのハンドピースを揃えることになるため、その分の投資をしなくてはいけません。また滅菌は、高温の蒸気発生装置に入れるのですが、そうすると製品の寿命が短くなるという歯科医もいるのです。しかし、**院内感染対策は当然の義務であり、本来はコストをかけてでもしっかり行うことは医療の大前提です。それを怠っている歯科医があまりにも多いことは、深刻な問題**であると言えるでしょう。

23

虫歯の原因となる「ミュータンス菌」が脳出血に関与

なんと、虫歯が脳出血を引き起こすかも!?

２０１６年に、国立循環器病研究センター（大阪府）、京都府立医科大学院医学研究科、大阪大学大学院歯学研究科の研究チームが、**虫歯の原因となる「ミュータンス菌」が、脳出血の発症にも関与していることを突き止めました**。脳出血は全脳卒中の20％程度を占め、比較的発症の年齢が若く、症状が重篤となりやすい疾病と言われています。その主要な危険因子は、過度な塩分摂取、高血圧や糖尿病などの生活習慣病とされています。近年、そのリスクが注目されており、食生活の改善に対する一般市民の認知が進んでいるにも関わらず、脳出血を発症する患者数はまったく減少していないのです。

虫歯や歯周病などの歯の病気についても、口腔内の細菌が血管の中に侵入して、脳や心臓など全身の血管の病気を引き起こす要因になることが指摘されてきましたが、ミュータンス菌が脳出血に関与するという報告は、海外でも大きな注目を集めました。

国立循環器病研究センターらのグループは、脳卒中で入院した患者の同意を得て、唾液を採取。その中に含まれるミュータンス菌を培養し、脳出血や脳ＭＲＩ画像で見られる脳の変化との関係を調査しました。その結果、**生活習慣や年齢の影響によって硬くなった脳血管に対してミュータンス菌が傷害を起こすことで、脆くなった血管が裂けて脳出血発症に至る可能性を突き止めた**のです。ミュータンス菌が口の中の血管から血流に乗り、脳の血管に到達。そこでコラーゲンと結合して炎症を起こし、止血作用を妨げたり血管をもろくしたりして、脳出血を引き起こすとみられています。

抜歯や歯磨きによって歯肉が出血することで、そこからミュータンス菌が血管内に侵入し、血流に乗って菌が全身に回った結果、炎症を起こしやすく、血管を脆弱にすることで微小な出血や高血圧性の脳出血の発症に関連するのではないかと考えられるそうです。

ミュータンス菌と脳出血との関係が明らかにされたことで、脳卒中の新たな予防法の開発も期待されます。日常の口腔清掃や歯科治療によってミュータンス菌などの口内細菌の量を減少させれば、脳出血の予防につながる可能性があるからです。

脳出血のような、命に関わることもある病気に対して、歯科医療の領域も大きな関わりをもつということで、我々歯科医としても身が引き締まる思いですが、患者さんにとっても、虫歯が重大な病気に関与することを認識してほしいと思います。

24

日本の歯科医療は根本的な問題を抱えている!

歯医者とその家族が保険治療を行わない理由

日本の保険診療の歯科治療費は欧米と比べて格段に安く、経費節約のために手抜き治療を行ったり、銀歯などを作る歯科技工士に正当な報酬が払われなかったりという問題を招いています。その結果、患者が受ける治療の質が低下する恐れもあるのです。

同じ虫歯の治療でも、保険で行える範囲と自費診療では大きな差があります。例えば、かぶせ物の型取り材や詰め物の精度が異なるといった事実が挙げられます。ほかにも日本の歯科医療が抱えている問題点があり、残念ながら、**現状では保険治療で行えることには限界があるというのが現実**と言えるでしょう。

まずは、**予防治療に対しては保険が適応されない**という事実。これこそ日本が歯科医療先進国に遅れを取っている要因でもあります。例えば歯周病を考えてみてください。歯周病は30歳以上の成人のおよそ8割が罹患している感染症で、脳梗塞や心筋梗塞、糖尿病といった全身の疾患に関連性がある恐ろしい病気です。

保険治療で使える材質では理想的な治療は難しい

通常、自分の体に何かの異変を感じたら、まずは病院で検査を受けるでしょう。しかしながら歯科の場合は違います。「痛くなってから行く」という人ばかりです。「予防のために歯医者に行く」人は少ないでしょう。しかし、歯周病は症状が出る前に予防をすることが理想です。症状が重くなってしまえば、結果的に歯を失うことになったり、重大な病気を招くことになったりするのです。そうなってから『もっと歯を大切していればよかった。あの時、歯医者に行けばよかった』と思っても、あとの祭りです。重大疾患を防ぐため健康診断に行くのと同様に、歯も定期的に検査するべきなのです。

また、保険治療では使える材質が限定されます。そのため、見た目が悪い金属製のものや、経年で変色してしまうプラスチックを使って治療することになります。**銀歯を使用した結果、メタルが流れ落ちて歯ぐきに着色したり、金属アレルギーの問題が生じてしまった事例もあります。諸外国で禁止されている材料が日本では野放しという例も多い**のです。

時間に対する評価が反映されない保険治療では、手抜き治療がどうしても横行します（12ページ参照）。つまり、10分の治療であろうが30分の治療であろうが、治療ごとに保険点数が定められているだけなので、歯科医院に払う料金は変わりません。当然、経営に苦しんでいるような歯医者、儲け主義に走る歯医者は、ひとりひとりの患者さんに対して、丁寧に時間をかけて診察するようなことはしません。**そんな「悪い歯医者」たちは、ひたすら回転率を上げるために、さっさと診察を済ませて、数を稼ごうとする**のです。

歯科医院はファーストフード店ではないのです。そんな手抜き治療をする歯医者には誰だって行きたくはないでしょう。しかし、それが悪いことだとわかっていても、経営に苦しむあまり、「やるしかない」歯医者が少なくないのです。

本来であれば、保険診療に対する対価が医科と同様に優遇されていればいいのですが、現状の歯科治療では、保険診療において、患者さんをじっくり長く診察すればするほど、経営が難しくなってしまうのです。どうしても短時間で患者様を回していかなければならず、しっかりと診ることができにくい仕組みになっていることこそが、日本の歯科医療が抱えている根本的な問題なのです。だからこそ、**しっかり治療をして、予防歯科にも力を入れて、患者さんの歯を守ろうとすれば、保険治療だけでは不十分**だと言えるのです。

以上の理由から、私が家族や親族を治療する際は、自費診療を選びます。いや、私だけでなく、ほとんどの歯医者とその家族は、保険治療だけで終わらせることはないでしょう。

3章

本当に歯は磨いてはいけないのか!

口腔ケア・歯肉ケア・歯垢ケアの深層問題

イントロダクション

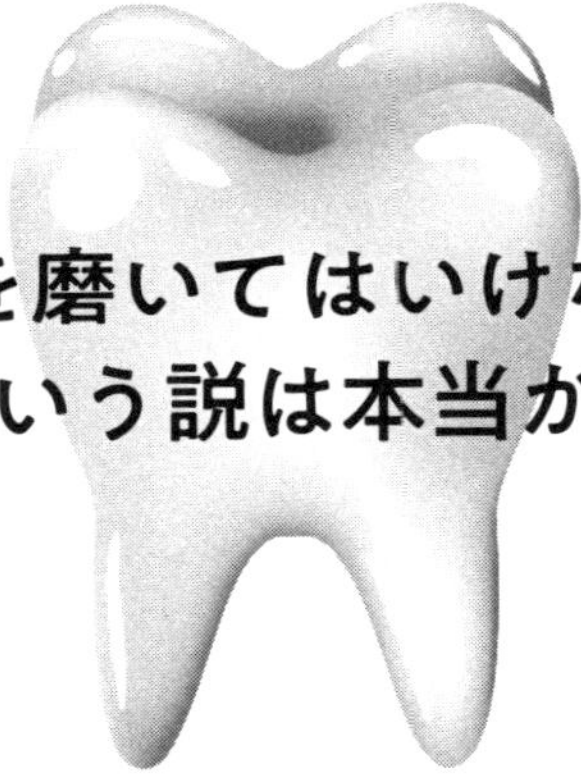

「歯を磨いてはいけない」という説は本当か？

「食後すぐに磨いてはいけない」とか、「歯を磨いてはいけない」など、歯の健康にまつわる常識を覆すようなセンセーショナルな話題が、テレビなどのメディアで大きく取り上げられることがあります。私も、「歯を磨いてはいけないんですか?」などという質問を受けることがあり、その度に私の見解を述べているのですが、結論から言えば、「やっぱり、歯磨きはしたほうがいい」というのが私の意見です。

そもそも「歯を磨くな」説の根拠は、「食事で口の中が酸性になり、それによって溶けて柔らかくなった歯をゴシゴシ磨いてしまうと歯が傷ついてしまう」というものです。確かにそういうこともあると思いますが、虫歯や歯周病予防の観点からは「歯を磨くな」というのは極論で、正しい歯磨きが予防効果を発揮することは事実だと思います。ただし、歯磨きを巡る誤解や間違った常識が世間にはびこっていることこそが問題だということなのです。

例えば「電動歯ブラシのほうがよく磨ける」とか「研磨剤入りの歯磨き粉だと歯垢がよく落ちる」、「歯磨きできない時はマウスウォッシュを使えばいい」といったことは、すべて誤解です。また、多くの人は「歯磨きの後で何度も口をゆすいで」しまうのですが、じつはこれも間違っています。それぞれのポイントは、本章のこの後でしっかり解説するので、何が間違っているのか、よく理解してほしいと思います。

とにかく、口腔ケアのポイントは「プラークコントロール」です。プラークは細菌の塊なので、虫歯や歯周病の原因となります。つまり、プラークの量を減らし、増やさずに制御することが「プラークコントロール」で、歯磨きをするのもその一つです。そして、歯磨きだけではまったく不十分とも言えます。プラークコントロールを行うためには、デンタルフロスや歯間ブラシ、ワンタフトブラシなどの器具を使うことが重要です。

また、本章では口腔ケアを怠ったがゆえに生じる、様々なリスクについても触れています。歯を失うことにより、健康寿命は大きく低下します。肺炎などの命にかかわる病気を招いたり、寝たきりになってしまう可能性も大きくなるのです。おそらく、口腔ケアが命に関わるという認識を持っている人は少ないでしょう。でも本章を読めば、きっと皆さんは認識を改めるに違いありません。

25

高額な電動歯ブラシが宝の持ち腐れになっている!

「電動歯ブラシはよく磨ける」という大きな誤解

「電動歯ブラシのほうが、普通の歯ブラシよりよく磨けますか?」という質問をされることがあります。これは、歯科医として非常に返答に困る質問です。なぜなら、「イエスでもあり、ノーでもある」というのが適切な答えになってしまうからです。

まず、電動歯ブラシ自体を否定するものではありません。高機能な機種もあるし、それなりに効果を発揮させることは可能です。しかし、**電動歯ブラシには電動歯ブラシ用の磨き方があり、それを知らずに使っている人は、手磨きよりも全然磨けていないことも多い**のです。特に、表面だけは磨けているのですが、歯と歯の間や歯と歯ぐきの間が磨けていないというケースが非常に目立ちます。

電動歯ブラシが代わりにやってくれるのは、ブラシを小刻みに動かす作業だけです。磨きたい位置まで歯ブラシを移動させる作業は、あくまで使用する本人が行う必要があります。また、**正しい角度でブラシの毛先を歯に当てることが重要で、そうしないと歯垢を落とす効果が**

ほとんど得られません。結局、高額な電動歯ブラシを購入したとしても意味がないということになります。

私のクリニックでは、電動歯ブラシを家で使用している患者さんには、その使用している電動歯ブラシを持参してもらい、そのブラシの正しい当て方などを指導しています。一口に電動歯ブラシといっても、振動式、回転式、音波式、超音波式などに分類され、それぞれ適切な磨き方があります。歯磨き剤も研磨剤入りのものは避けるべきです。高速で振動する電動歯ブラシでは、研磨剤が入っていると歯を必要以上に削ってしまう危険があるからです。むしろ、何もつけないで磨いたほうがいいのです。また、**どんなに高性能な電動歯ブラシでも、歯間をきれいにすることはできません**。つまり、プラークを除去するには、あくまでデンタルフロスや歯間ブラシを使うべきです。

「電動歯ブラシだと楽な気がする」とか、「歯がツルツルになった気がする」などと感じている人がいたら、それは誤解です。**パワーが強いために短時間で爽快感が得られるので、すっきりした感じになりますが、そのために磨き残しが多くなる弊害もある**のです。電動歯ブラシのほうがよく磨けるのかどうか、それはあくまで本人次第。「イエスでもあり、ノーでもある」という答えが妥当なのは、おわかりいただけるかと思います。

26

市販の歯磨き粉が歯をボロボロにする!

「研磨剤入り」の歯磨き粉を使ってはいけない

私がまだ歯学部の学生だった20年ほど前は、大学の授業で「歯磨き粉を使わないで歯を磨いたほうがよい」と教えられていました。

その理由は、「歯磨きで大事なのは、歯ブラシでプラークを歯の表面からこすり落とすことである。そのプラーク除去の効果は、歯磨き粉使用の有無では差はない。それに、歯磨き粉を使ってしまうと、まだ全部の歯をしっかり磨ききれてないうちに口の中がスッキリしてしまうため、不充分なまま歯磨きを終えてしまうから」ということでした。

しかし、現在の歯科医療では、歯磨き粉に含まれるフッ素の虫歯予防効果などが認められているため、大学の歯学部では「歯磨き粉を使用したほうがよい」という教育がされているようです。ただ、**どんな歯磨き粉でもよいということではありません。むしろ、使うべきではないと思われる市販品もある**ので注意が必要です。

市販の歯磨き粉には、歯の表面についた着色汚れを落とすために、研磨剤入りの商品が多く見受けられます。特に「あなたの歯が、見違えるほど真っ白に！」などといったキャッチフレーズで、「歯が白くなる」効果をアピールしたものやタバコのヤニとり効果をうたった歯磨き粉には、粗い研磨剤が入っていることが多いようです。

しかし、このような**研磨剤を含有する歯磨き粉は、歯に付着した着色汚れを落とすだけでなく、歯の表面のエナメル質そのものに、細かい傷をつけてしまうことに注意しなくてはいけません。その結果、細かい傷によって表面がザラザラになった歯は、また着色汚れが付きやすくなってしまう**ことになります。

つまり、研磨剤によって歯に傷がついてしまうと、それが原因でさらに着色がしやすくなり、またそれを研磨剤で落とす……。という悪循環に陥ってしまいます。私の患者さんにも、そのようなスパイラルにはまってしまっている方が非常に多いのです。

私は、研磨剤入りの歯磨き粉は歯へのダメージが深刻なので、使わないようにしたほうがいいという見解です。**歯科医院には研磨剤無配合の歯磨き粉も販売されていますし、歯に傷を残さずに着色汚れを落とすことも可能**です。歯科医師に相談してみるのがいいでしょう。

また、歯周病予防を謳った市販の薬用歯磨き粉もありますが、あれはあくまで医薬部外品です。効果を期待し過ぎてはいけないこともお忘れなく。

27

せっかくの薬用歯磨きの効果を水に流さずに！

「口をゆすぐのは1回だけ」でいい理由

フッ素の虫歯予防効果が認められていると前述しましたが、フッ素に代表される薬用成分は、ある一定の濃度以上で口の中でとどまっていないとその効果を発揮できません。しかし、私たち歯医者からすれば、**非常に残念に思うのは、歯磨きをした後に何度も口をゆすいでいる人があまりにも多いこと**です。

せっかく薬用の歯磨きを使っているのに、**何度も口をゆすいでしまえば、フッ素や薬効成分が流れ去ってしまう**からです。また、薬用歯磨きに含まれるフッ素は、水や唾液で薄まってしまいやすいことにもご注意を。したがって、**歯ブラシは濡らさずに使うほうがより効果的**です。日本では、かなり多くの人が歯ブラシを水で濡らしてから歯磨きをしているので、この点も改善してほしいと思います。

食事をすると、食べ物を取り込んだ虫歯菌が出す酸によって口の中が酸性に傾き、歯の表面のミネラルが溶け出しやすい状態になります。ただし、食べ物をかみ始めると、唾液中の重炭酸塩の量が増え、これによって口の中が中和されて溶け出したミネラルが歯の表面に戻ります。溶けたミネラルが歯の表面に戻る時、歯の表面にフッ素（フッ化物）があると、歯の修復が効果的に進むため、硬くて溶け出しにくい構造になるのです。

就寝前の歯磨きでは、特に口をゆすぎ過ぎないように。睡眠中は唾液の分泌量が落ちるために、口の中の細菌が増殖しやすい状態になります。その分、虫歯のリスクが高まります。その一方、寝ている間は歯磨きによって歯の表面に付着したフッ化物が、その後の食事などで失われることがありません。つまり、睡眠中は口の中にフッ化物を長く留め置くチャンス。だからこそ、**就寝前はしっかりとブラッシングした後で、うがいを少なくしてフッ化物を歯の表面に残すことが肝心**なのです。

歯磨き粉を選ぶ場合は、味や刺激があまり強くないフッ素入り歯磨き粉を選ぶことがおすすめです。味や刺激が強いと、口の中にその味を残したくなくて、どうしてもたくさんうがいをしたくなります。しかし、何度も口をゆすいでしまえば、せっかくのフッ素がすべて水に流されてしまい、効果が薄れてしまうことになります。寝ている間は虫歯予防にとって重要な時間です。ハイリスクでもあるので、しっかりケアしたいもの。だからこそ、**「歯磨きで口をゆすぐのは1回だけ」をルール化**しましょう。

28

同じ歯ブラシを1ヶ月以上使い続けるのは自殺行為

歯ブラシには1000万個の細菌が潜んでいる

歯をケアすることの大切さは多くの人が認識していると思います。しかし、意外に世の中で軽視されていると感じるのが、「歯ブラシのケア」です。**歯の健康を守るために歯磨きをしていても、使った後の歯ブラシケアまでしっかり行っている人は少ない**ようです。じつは**歯磨き後の歯ブラシには、約1000万個もの細菌が潜んでいる**と言われ、その数は**家庭の生活排水に含まれる細菌の量に値します。**

毎日、大量の細菌が付着している歯ブラシで歯磨きを続けていれば、当然口の中は不潔極まりないということになります。もし、歯周病患者の人が細菌まみれの歯ブラシで歯磨きを続けると、口の中の歯周病菌が一気に増加して症状が悪化してしまうという悪循環に陥ってしまうでしょう。

とにかく、口の中を清潔に保つためにも、しっかりと歯ブラシをケアすることが大切です。だからこそ、歯ブラシを「殺菌」する必要があるのですが、じつは家庭でも簡単に殺菌できる方法があります。

歯ブラシのケアで大切なのは乾燥と紫外線による殺菌です。つまり、日光に当てることで紫外線殺菌が可能なのです。歯ブラシに紫外線を当てるには、紫外線量の多い午前10時から午後2時にベランダや窓際に置いて日光にさらすようにしましょう。毎日干すのが難しい人は、週に1度のペースで行ってもOKです。日中は出勤などで家にいないという人も多いでしょうから、週末に行えばいいのです。

ただし、歯ブラシを紫外線に当てる前に、歯ブラシをよく洗ってすすいだ後で、ティッシュなどで拭いてしっかりと水気を切って乾燥させることをお忘れなく。

また、**歯ブラシの交換時期も重要です。歯ブラシを交換する目安は、だいたい1ヶ月程度です。たとえ見た目がボロボロに見えなくても、大量の細菌の繁殖が予想されます。**そもそも、毎日歯磨きをするのは、口の中の細菌を減らすことを目的としているのです。細菌まみれのブラシで歯磨きをしていてはまったく意味がありません。また、**毛先が開いた歯ブラシで歯を磨いた場合、新品の歯ブラシよりも歯垢除去率が40%程度も低下する**といわれています。歯の健康のためには、歯ブラシのケアも不可欠。歯ブラシは細菌まみれだという認識をしっかり持ち、紫外線殺菌を心がけましょう。

29

そもそも虫歯を想定した実験ではなかった!

「食後すぐに歯磨きをするな」という報道の誤解

少し前に「食後すぐに歯を磨いてはいけない」という話がテレビや雑誌などで報じられて、「その話は本当なのか?」という質問が私のもとに殺到したことがありました。あまりに問い合わせが多くてちょっと閉口したのですが、**この報道にまつわる混乱は、大きな誤解が元になっていた**のです。

そもそも、**「食後すぐ歯を磨くのは害である」という説の根拠となったのは、虫歯ではなく、「酸蝕症」という病気を対象とした実験によるもの**だったのです。酸蝕症とは、酸性度の高い飲食物を摂取した時に、その飲食物に含まれる酸によって直接歯が溶かされてしまう病気のことです。この時実験で検証されたのは、実験的に酸性炭酸飲料に歯の象牙質の試験片を90秒間浸した後で口の中に戻し、その後の歯みがき開始時間の違いによる酸の浸透を調べたという内容でした。結果的には、食後すぐに歯を磨くと酸蝕症のリスクが高まるという論文が発表されたのです。つまり、**虫歯とは異なる「酸蝕症」の実験による見解だったということが前提なの**

に、「食後すぐに歯を磨いていけない」という部分だけがひとり歩きをしてしまい、多くの人が混乱したというわけです。

食後に歯垢中の細菌が作る酸によって歯が溶ける虫歯と、酸性の飲食物が直接歯を溶かす酸蝕症では、根本的に成り立ちが違います。酸性飲料を相当頻繁に摂取しない限り、一般的な食事ではこのような酸蝕症は起こりにくいのです。歯磨きの目的は歯垢の除去であり、酸を産生する細菌を取り除くとともに、その原因となる糖質を取り除くことにあります。通常の食事の後は、早めに歯磨きをして歯垢を取り除いたほうが、歯が溶けるのを防ぐことができるでしょう。**虫歯予防の観点からは、やはり食後はすぐに歯磨きをすべきであると、歯科医師としてははっきり言っておきます。**

ちなみに酸性度の高い飲み物としては、コーラが代表的で、栄養ドリンク、ワイン、スポーツ飲料なども挙げられます。レモンやオレンジなどのフルーツジュースも酸性度が高い部類に入ります。

このような酸性度の高い食べ物を食べた後は、できるだけ早く水などでうがいをして口の中の酸性度を下げることが第一です。これらの飲み物を飲んだ後は、すぐ歯は磨かずに30分ほど開けてから磨くようにすれば、酸蝕症のリスクを避けられるでしょう。

30液体歯磨きとの違いをしっかり理解して使うべき

マウスウォッシュは、歯磨きの代用にならない！

最近は洗口液（マウスウォッシュ）や液体タイプの歯磨きを使う人が増えてきました。ただ、マウスウォッシュと液体歯磨きが売り場で同じ棚に並べて売られていることもあり、両者の違いをほとんど理解していない人が多いことに驚かされます。ある製薬会社のアンケート調査によると、**75％の人が「マウスウォッシュと液体歯磨きの違いを知らなかった」と回答した**そうです。

マウスウォッシュは、食べかすや口中のネバネバを洗い流すことで、口の中を清潔にしたり、口臭を予防したりする目的で使うものです。殺菌効果はありますが、**歯磨きとは違うので、プラーク（歯垢）を除去することはできません**。

一方、液体歯磨きは名前の通りで、液体タイプの歯磨き剤です。チューブ入りの練り歯磨きと同様に、歯ブラシを使って歯を磨く時に使用するもので、口に含んですすいだ後にブラッシングすることで効果を得ることができます。研磨剤を含まないため、歯を傷つけにくいことがメリットではありますが、**あまり強くブラッシングしすぎると歯を傷つけてしまうことがあるので注意が必要**です。

ところで、私が非常に気になるのは「普段は歯磨きをゆっくりする時間がないので、歯磨きの代わりにマウスウォッシュを使っています」という言葉をよく聞くことです。上記の説明でおわかりかと思いますが、マウスウォッシュだけでは歯磨きの代わりになりません。**歯にべったりと付着しているプラークに対しては、マウスウォッシュの殺菌効果が及ばない**からです。

マウスウォッシュは、商品説明にも書いてあるはずですが、歯磨きをして歯垢を歯からこすり落とした後に使用することで、はじめてその殺菌効果が得られると思ってください。また、**マウスウォッシュを濫用すると、人体にとって必要な菌まで駆除してしまう恐れもある**ので、使い過ぎには注意が必要です。

一見するだけでは「洗口液」と「液体歯磨き」はよく似ていて、売り場では見分けにくいと思います。ただし、パッケージをチェックすると、わかりやすく記載されているはずです。使用方法の欄に「すすぐだけ」とか、「すすいだ後にブラッシングする」や「お口に含んでブラッシングする」と必ず明記されているので、購入の際には、パッケージの裏面もしっかりチェックして、間違わずに選ぶようにしましょう。

31

口内環境がよくなる、日常生活のポイント

口は病気の入り口。水分補給と鼻呼吸を意識せよ

虫歯や歯周病は、普段の生活習慣を変えていくことで予防ができます。では、日常の「口内環境」を整えて、虫歯や歯周病のリスクを減らすには、どのようにすればいいのでしょうか。簡単なことなので、ぜひ意識して実践していただきたいと思います。

まずはタバコです。**喫煙する人は統計的に喫煙しない人よりも歯周病にかかりやすい**というデータがあり、以前から禁煙が口内環境を悪化させることは指摘されてきました。また、タバコに含まれる化学物質が歯肉からの出血を抑えることもあり、歯肉を硬くすることで症状が気づきにくくなる弊害もあります。さらに**喫煙者は末梢血への影響があるので、歯周病の治りが悪くなる**ことも明らかになっています。「タバコは百害あって一利無し」とよく言われる通り、口内環境にとっても然りなのです。

次に**水分補給もポイント**です。人の体は、体内の水分が少なくなると生命維持に必要な場所に水分が移動するようにできています。そうなると、口の中は唾液が出にくくなります。唾液

は口内環境を保つために必要不可欠で、最強の液体と言えます。**唾液が少なくなると殺菌力が衰えて、粘膜が炎症を起こしやすくなるのです。結果、虫歯菌や歯周病菌の増加を招く**ので、唾液を出やすくするためにも、こまめに水分補給を心がけることが大切というわけです。

ちなみに、唾液の分泌が減ると、同時に胃腸の消化液などが十分に分泌されなくなることがあります。そうなると、便秘や消化不良などの症状につながり、ほかの病気のリスクを招くのです。

3つめのポイントは、**口呼吸をやめて、なるべく鼻呼吸をする**ように改善することです。口呼吸から鼻呼吸へ改善することで、あらゆる病気の原因治療につながるということは、以前から指摘されています。**口呼吸をすると、口中の細菌を繁殖させることにつながるため、口内環境を悪化させて結果的に虫歯や歯周病のリスクを増大させてしまう**のです。また、口呼吸がもたらす最大の弊害は、咽頭リンパ組織の乱れや鼻粘膜などの萎縮によって引き起こされる免疫異常と言われ、多くの病気の原因となり得ます。

とにかく、口内環境を整えることは、虫歯や歯周病だけでなく、健康を維持することにつながることは疑いありません。口は病気の入り口であることを認識し、日常生活を改善して、健康を維持するようにしましょう。

32

インフルエンザ予防に口腔ケアが重要な理由

歯垢で発生する酵素がインフルエンザを増殖！

インフルエンザ対策として、手洗いやうがいの徹底、マスクの着用などはよく言われるのですが、**じつは「歯磨き・口腔ケア」が、インフルエンザ感染の予防効果を高めることは、あまり知られていない**ようです。口腔内の細菌には、インフルエンザウイルスの発症に関係する酵素（プロテアーゼやノイラミニダーゼ）を出すものが潜んでいます。プロテアーゼはインフルエンザを口腔粘膜に侵入しやすくする働きがあります。また、歯周病による炎症もウイルス感染を促進させるということも指摘されています。つまり、**口腔内を不潔にしていると、口腔内のプロテアーゼ量が増大するため、結果的にインフルエンザに感染しやすくなる**ということが言えるのです。

また、ノイラミニダーゼという酵素によってもインフルエンザウイルスは増殖して拡大することがわかっています。タミフルやリレンザなどの抗インフルエンザ薬は、このノイラミニダーゼの働きを妨げることでウイルスの感染拡大を防いでいるのです。逆に言えば、**日常的に口腔**

ケアをしっかり行っていれば、口腔内細菌を減少させることが可能になると言えます。つまり、口の中を清潔にすることで、これらの酵素の発生を抑制できるので、インフルエンザの感染を防ぐ可能性があるということになります。

ある介護福祉施設で、歯科衛生士が高齢者にブラッシング指導や舌みがきを行い、口の汚れを取り除く口腔ケアを週に1回実施しました。その結果、普通に歯磨きだけをしていた人と比べてインフルエンザ発症率が10分の1に激減したのです。その事実はＮＨＫの番組でも紹介されて、大きな反響を呼びました。

なぜ、口腔ケアがインフルエンザ発症を抑制したのか？　インフルエンザウイルスが体内に入って増殖するには、気道の粘膜を通過する必要があります。しかし粘膜はタンパク質で覆われていて、ウイルスは簡単に付着しないようにできています。ところが、前出のプロテアーゼという酵素がそのタンパク質を破壊してしまい、ウイルスが入りやすい状態をつくるためにウイルスが大増殖するのです。

プロテアーゼは、プラーク（歯垢）や歯石などから発生することがわかっています。前出の介護施設の検証では、**口腔ケアで口の中の細菌を減らしたためにプロテアーゼ量が減少し、インフルエンザの発症が抑えられた**というわけです。

33

デンタルフロスやワンタフトブラシで長寿に!

あなたの寿命を延ばすプラークコントロール

口腔ケアのポイントは、いわゆる「プラークコントロール」が重要です。プラークは、口腔内の細菌が糖を餌として繁殖した細菌の塊で、プラーク1gの中には1000億個もの細菌が含まれていると言われます。そのままにしていると、**プラーク中の細菌から酸や毒素が排出され、虫歯や歯周病の原因となる**のです。プラークコントロールとは、プラークの量を減らし、増やさないようにして、これを文字通り制御することです。

そのためには、まずデンタルフロスなどのアイテムを上手に使うことが近道となります。デンタルフロスには様々なタイプがあり、自分に適したものを選ぶことが大切です。初心者は操作がしやすいホルダータイプをおすすめします。糸を切る作業が不要なので習慣化されやすいのが利点です。ホルダータイプは一般的なF型と、奥歯に適したY型に分かれますが、使いやすいタイプを選べばいいでしょう。

デンタルフロスと歯間ブラシの違いを質問されることが多いのですが、歯間ブラシとデンタルフロスでは役割が違います。**デンタルフロスは、「歯の間」の汚れを取るのが得意で、虫歯予防に適しています。一方、歯間ブラシは、「歯と歯肉の間」の汚れを除去しやすく、歯周病予防に使うのがおすすめ**です。

ただし、歯並びにはそれぞれ個人差がありますし、例えば歯と歯肉の間が広い人などは、デンタルフロスで歯垢を取るのが難しいので、歯間ブラシを使ったほうが効果的です。歯科検診などを受けた際に、担当医に相談してから使うのがベストです。私のクリニックでは、歯間ブラシの選び方や使い方のアドバイスも行っていますが、歯医者に「私の歯の場合は、歯間ブラシとデンタルフロスのどちらがいいでしょうか？」と、質問してみましょう。もし、適切なアドバイスをもらえないようなら、その歯医者は失格です。

また、通常の3列の歯ブラシではなく、**特殊な三角毛の「ワンタフトブラシ」を併用して、磨き残しの多い場所をピンポイント**できれいにする方法もおすすめです。予防歯科の先進国であるスウェーデンではワンタフトブラシがメインのデンタルアイテムとなっており、その効果は証明済みです。

なお、デンタルフロスについては132ページで、歯間ブラシとワンタフトブラシの使い方については、136ページで、それぞれこの後でポイントを詳しく解説したいと思います。

34

長期に歯科健診を受けた人は80歳でも20本以上！

歳を重ねれば歯が抜ける……のは大きな誤解

「歳を重ねると歯がなくなる」というのは、19ページでも前述した通りまったくの誤解で、予防より治療を重視してきたという、日本の歯科医療の歴史がもたらした日本人の誤った認識であると言えます。**本来、きちんと予防をして歯が健康な状態であれば、自分の歯を一生維持することができる**のです。

そもそも、歯を失う理由としては、「歯周病」が最大の要因で、約42％を占めます。次が「虫歯」で約32％です。「歯周病」は、重度になると歯を支える顎の骨も溶かされ、抜歯が必要になります。「虫歯」の場合も、重度の状態まで進行すると、歯質が溶かされて神経が死んでしまうのです。66ページでも触れましたが、神経を失った歯は枯れ木のように脆くて割れやすくなるために、最終的には歯を失ってしまうことが多いのです。

歯を失わないためには、虫歯や歯周病の予防をきちんとすることが第一です。年齢を重ねても口腔内環境が整っていれば、自前の歯を維持できると思ってください。厚生労働省では、

１９８９年から「８０２０運動」に取り組んできました。これは、「80歳になっても20本以上自分の歯を保とう」という運動です。20本以上あれば、食生活にほぼ満足することができると言われ、「生涯、自分の歯で食べる楽しみを味わえるように」と、この運動が始まったのです。２０１７年６月に同省が発表した歯科疾患実態調査（２０１６年調査）によると、**80歳以上で自分の歯を20本以上残している人は51・2％で、達成者は徐々に増加してはいるものの、半数の人は20本に満たない**のが現実です。

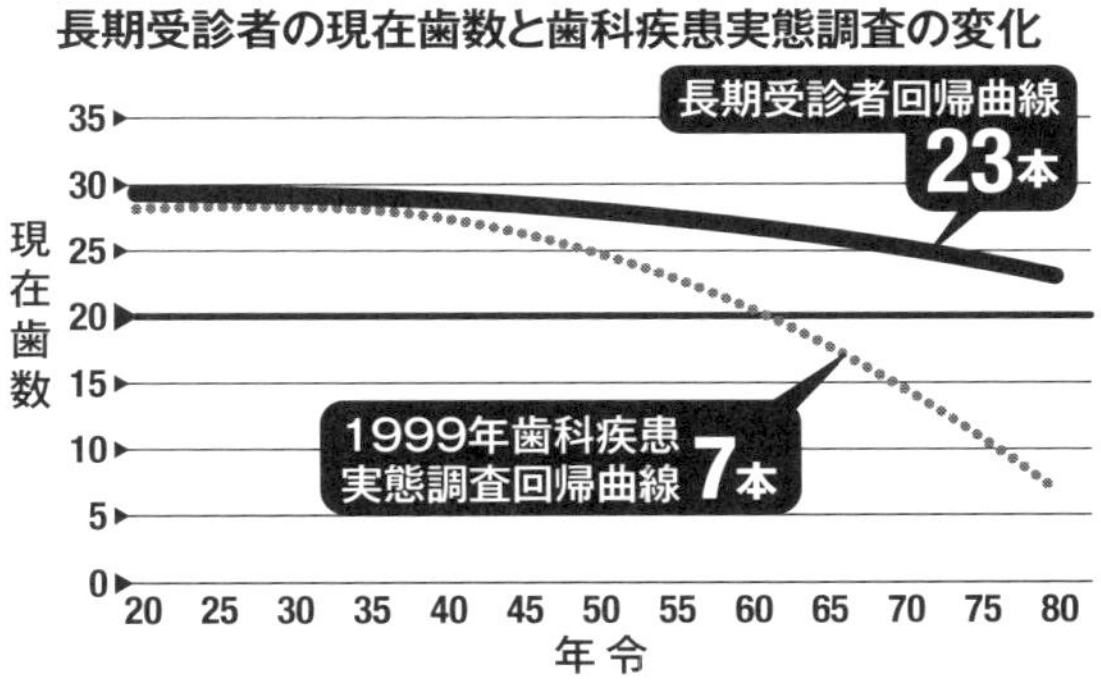

（財）ライオン歯科衛生研究所「長期間の歯科定期検診の受診による歯の寿命の伸展について」より

（財）ライオン歯科衛生研究所の調査において、定期的に歯科検診を受けている人と、そうでない人では、高齢になった時の歯の本数に大きな差が生じることがわかりました。80歳の残存歯数の全国平均が7本であるのに対し、長期的な歯科検診を受けていた人の残存歯数は23本だったのです。

つまり、歯科検診を長期的に持続すれば、歯の寿命が伸びるということが証明されたと言えるでしょう。

35

歯を抜くほど、睡眠リズムが崩れる!

歯を失うと快眠を妨げ、健康寿命の低下を招く

高齢者にとって睡眠の問題は重要で、睡眠時間が短過ぎても長過ぎても死亡率が上昇してしまうことが多方面で検証されています。じつは、睡眠と歯には相関関係があるのです。**歯は噛み合わせを保つ役割を担っており、歯が0本の人では下の顎が上方に回転してしまうため、気道に影響を与えて睡眠時の呼吸を妨げる可能性がある**と言われています。

そこで、2018年に東北大学大学院歯学研究科のグループが、歯の本数と睡眠時間の関連について検証を行いました。同グループの研究は、2010年に行われた日本老年学的評価研究の調査結果を使用する横断研究の形で実施され、2万548人(平均年齢73・7歳)から得た回答を基に実施されました。統計上で最も健康によいとされる睡眠時間である7時間を基準に、現在歯数と短時間・長時間睡眠の分析を行ったものです。

その結果、歯が0本の高齢者では、睡眠時間が4時間以下の短時間睡眠が3・3%(100人)、10時間以上の長時間睡眠が9・0%(272人)だったのに対し、歯が20本以上残って

いる高齢者では、短時間睡眠が2・3％（160人）、長時間睡眠が2・8％（195人）と少なくなっていたことが判明したのです。**歯が20本以上ある人と比較して、歯が0本の人では、短時間睡眠（4時間以下）に陥るリスクが1・43倍も高く、長時間睡眠（10時間以上）になってしまうリスクも1・75倍と、両極端な睡眠時間のリスクが高くなった**ということです。

歯が0本の高齢者と短・長時間睡眠の関係

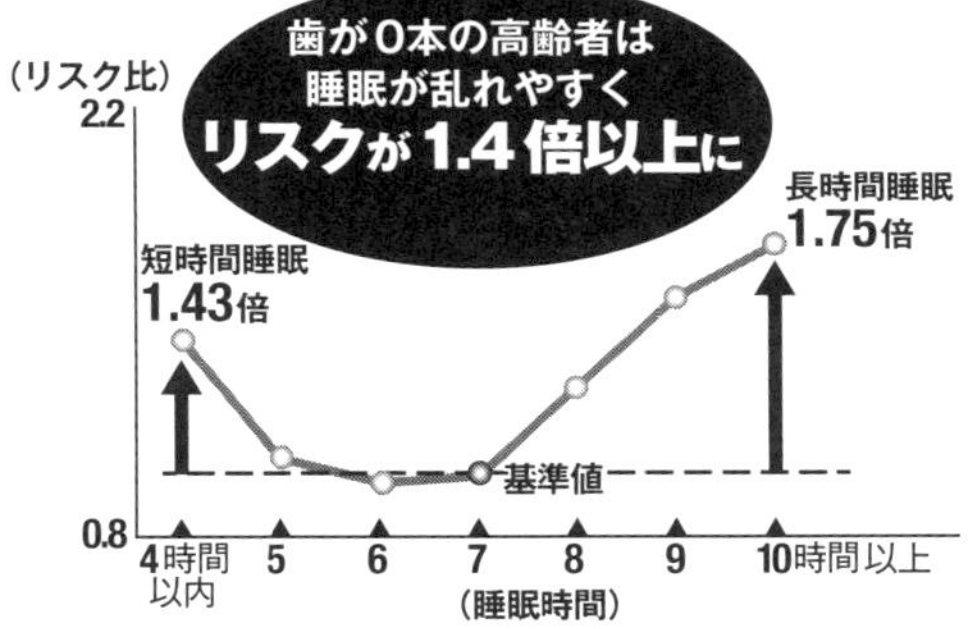

（2018年　東北大学大学院歯学研究科の調査による）

歯が1～9本しか残ってない人のケースでも、20本以上残っている人と比較した場合の短時間睡眠のリスクが1・3倍、長時間睡眠のリスクが1・5倍も高まることがわかりました。睡眠リズムの乱れは健康寿命にも大きな影響を及ぼします。

同グループが行った検証では、現在歯数と睡眠時間の関連はU字型を示しており、その関係は歯が1～9本の人よりも歯がない人ほど強い関係（強いU字型）でした。より多くの歯を残せるよう歯の健康を保つことが適切な睡眠時間の維持、ひいては健康長寿につながる可能性が示唆されたと言えるでしょう。

36

骨や歯にいいはずのカルシウムに潜む危険

カルシウムを摂り過ぎると心筋梗塞を招く！

健康に必要な栄養素のひとつがカルシウム。カルシウムは体内で最も多いミネラルで、人体の重要な構成成分です。歯を支えている骨や顎などが弱っても、歯に伴う病気になりやすくなります。そこで、乳製品や小魚など、カルシウムを多く含む食品を積極的に食べようと推進されてきたのですが、カルシウムの過剰摂取のリスクについては、あまり知られていません。

カルシウム血中濃度が過度に上昇すると、**腎機能不全、血管の石灰化、腎臓結石などが生じるほか、高カルシウム血症のリスクが高まります。また、一部の研究では、特にサプリメントからカルシウムを大量摂取すると腎臓結石や心血管障害のリスクが増大する**ことが示されているのです。

血液中のカルシウムは身体の軟部組織に沈着し、とくに傷ついた組織には沈着しやすくなるため、動脈硬化という傷をもつ血管は、カルシウム沈着の格好の標的となります。冠動脈にカルシウム沈着が起これば、心筋梗塞のリスクも高まるのです。特に骨粗鬆症の女性は心筋梗塞になりやすいことが知られています。じつは、骨粗しょう症の予防においても、カルシウム摂取

世界各国の心筋梗塞（虚血性心疾患）の死亡率

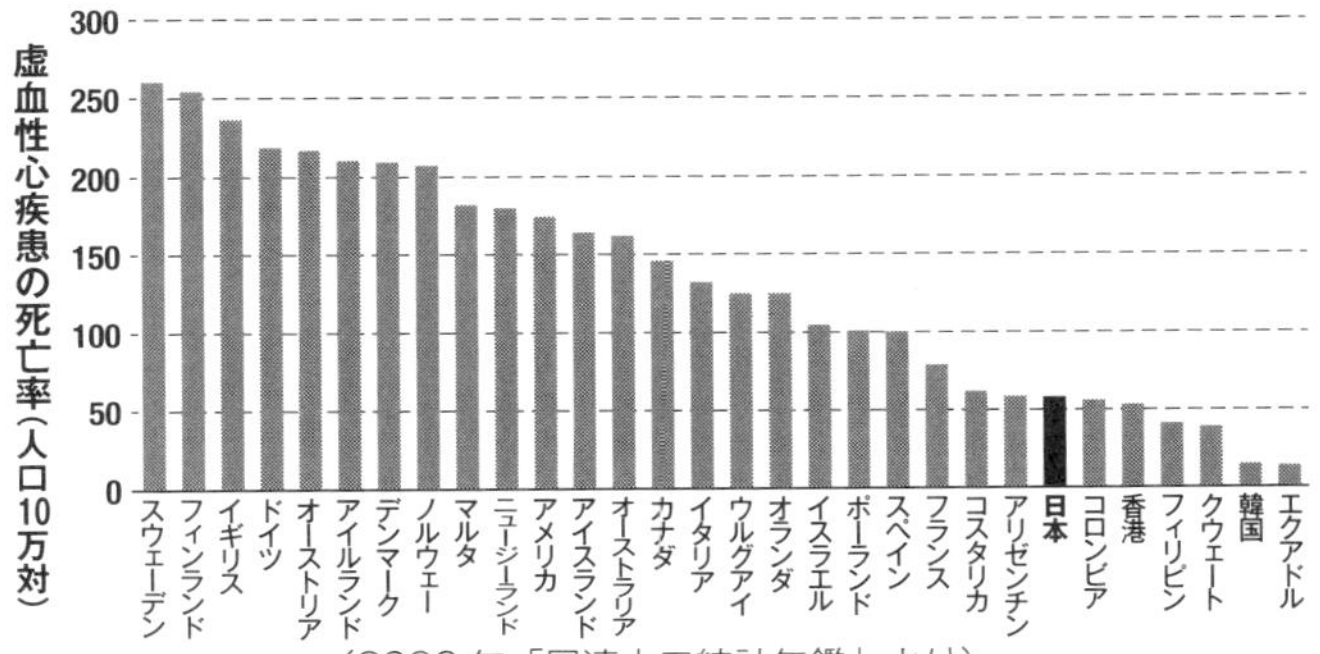

（2000年「国連人口統計年鑑」より）

が推奨されてきたのですが、近年では**乳製品を多く消費する欧米諸国に、骨粗しょう症による骨折事例が多いというデータが示され、「カルシウム・パラドックス」と呼ばれています。そして、乳製品を多く消費する国ほど心筋梗塞の死亡率が高く、1位のスウェーデンは日本の4・5倍、2位のフィンランドは4・1倍**です。

私のクリニックにも、「虫歯にならないように、歯をもっと強くしたいのです。だから、なるべくカルシウムを多く摂取するようにしているんですが……」などと言う患者さんが、いらっしゃいます。

しかし、残念ながらカルシウムを多く摂っても、歯の健康にはあまり意味はありません。もうすでに生えている歯に対してカルシウムが作用することはあまりないからです。カルシウムは健康にとって大切な栄養素ではありますが、過剰摂取のリスクを知っておくことも大切でしょう。

37

虫歯を招く別の糖類が含まれていることも!?

「キシリトール入り」商品のカラクリに注意!

キシリトールは天然由来の甘味料の一種で、白樺などの樺の木から抽出されたザイロンという成分から作られています。1975年頃から、予防歯科の観点から研究が進められてきました。キシリトールには口の中の細菌による酸の産生がほとんどなく、またストレプトコッカスミュータンス菌（虫歯の原因菌）の一部の代謝を阻害することから、非う蝕《しょく》性（虫歯を起こさない）甘味料として知られています。

キシリトールを継続的に摂取することで、虫歯菌を減らす作用があると言われ、テレビなどでも盛んにキシリトール配合商品のCMが流されています。ところが、**市販されているキシリトール入り商品の多くは、「甘味料が100%キシリトール」ではありません。**ほんの少ししかキシリトールが配合されていなくても「キシリトール配合」と、大きくパッケージに書かれているものもあります。**「甘味料の50%がキシリトール」であればまだいいほうで、ひどいものは数%程度である商品も、堂々と「キシリトール入り」商品として店頭で売られているの**

です。

実際のところ、わずかにキシリトールが含まれている程度では、虫歯予防の効果はほとんど期待できません。むしろ、**キシリトール以外の甘味料が含まれていることで、虫歯の原因となる別の糖類が入っていたり、歯を溶かす酸味料が含まれていたりするケースもある**のです。

つまり「虫歯にならない」と思って、キシリトール入りの商品を選んでいても、結果的に虫歯になってしまう可能性があるということです。

信頼のおけるクリニックでは甘味料１００％キシリトール配合で、酸味料無配合の歯科専用商品を推奨しています。普通に噛んでいるだけでも虫歯予防の効果が期待できるはずです。ただ、キシリトール含有のガムは、なるべく長く噛み続けるほうがいいので、味が薄くなってもしばらくは噛み続けてください。おおむね20～30分が目安です。

ただし、キシリトールの副作用として、腸内で水分を吸収するため摂取過多になると下痢をしやすくなります。個人差はありますが、１日に5～7個程度が適量でしょう。

キシリトールガムは、歯磨きをした後で口にしてもいい唯一の食品と言えます。虫歯予防のアイテムとして活用するには、前述の通りに含有量をチェックすることが必要です。もし、キシリトール含有割合が90％未満であれば、ほとんど意味をなさないと思ってください。

38

朝起きてすぐ水を飲むのは自殺行為だった!?

起床直後の口の中は、大便の10倍も不潔!?

「朝起きたら、まず水を1杯飲む」ことを習慣にしている人がいます。しかし、それは大変危険な行為です。やめたほうがいいと思います。なぜなら、**朝起きてすぐに水を飲むことは、数千億個の細菌を飲み込むことと同じ**だからです。

人間の口の中には、300～700種類の細菌がいます。歯をきちんと磨いて清潔にしている人でも、1000～2000億個の細菌がいて、あまり歯を磨けていない人であれば、その数は4000～6000億個にまで膨れ上がります。そして、**口の中の細菌が最大数に増えるのは、まさに起床時**なのです。

睡眠中は、唾液の量が減少します。唾液には殺菌効果があり、口の中の細菌を洗い流す役目を果たすのですが、さらに免疫に関わる作用があるため、唾液の量が減ることは細菌の活動を活発化させてしまうのです。

睡眠中は、リラックスしていて筋肉が緩むため、口が開きやすくなるので、口の中は乾燥状態となるために細菌が爆発的に増加し、就寝後7〜8時間を経過した頃にはほぼ飽和状態となります。起きてすぐの口の中の細菌数は「大便よりも多い」と言われていますが、**人の大便1gに含まれる細菌の数に対して、朝起きてすぐの人の唾液1㎖に含まれる細菌の数は、その10倍にも達すると言われています。**じつは起床してすぐの口の中は細菌だらけになっているのです。

ところで、朝歯を磨くタイミングは「朝食の後」という人が大半のようですが、じつは本当は起きてすぐの細菌だらけの状態こそ、まさに歯を磨くべきタイミングです。歯を磨く前に朝食を食べてしまうと、当然、大量の細菌が一緒に体内に入ってしまいます。

さらに口の中の細菌は、当然歯周病や口臭の原因にもなります。それを飲み込んでしまうことで腸内環境を乱したり、血液中に流れ込んでしまって炎症を起こしたりするため、免疫力の低下にもつながります。**朝起きたらすぐに歯磨きをし、口の中を清潔にすることが健康のためには重要**です。起きてすぐに歯磨きをしていれば、朝食後には、うがい程度でも問題ありません。口内環境を整えるには、日常生活の改善が大切です。朝食後の歯磨きではなく、起きてすぐの歯磨きを習慣にしましょう。起きてすぐに水を飲むことがいかに自殺行為なのか、おわかりになったはずです。

39

歯を抜くと運動能力や認知機能低下の原因に

歯を失うと寝たきりになるリスクが上昇!

「歯と運動能力には密接な繋がりがある」と聞けば、ちょっと意外な感じがするかもしれません。しかし、**口内環境が悪化すれば、運動能力の低下を招くのは紛れもない事実**。ウソだと思ったら、第一線で活躍しているアスリートの歯並びを見てください。綺麗な歯並びをしている人が多いはずです。アスリートが力を入れている瞬間は、歯をグッと食いしばっているように見えることがよくあるでしょう。例えば、テニス選手がスマッシュを打つ一瞬を捉えた写真などを見れば、一目瞭然かと思います。

歯が健康でないとしっかり食事を摂ることができないこともありますが、アスリートたちの噛みしめる力は一般人に比べて大きいということはスポーツ医学で明らかにされています。歯と運動能力に相関関係があることのひとつの裏付けと言えるでしょう。

さらに、噛み合わせは体全体のバランスにとっても重要です。**噛み合わせが悪くて体のバランスに傾きが生じれば、首の骨、背骨、骨盤、膝といった体の骨幹を支えるパーツの骨に歪み**

が出るのです。だからこそ、トップアスリートの大半は、噛み合わせの矯正をして、よりパワーを発揮できる状態、体のバランスを保ちやすい状態を作っているそうです。

アスリートに限らず高齢者が自分の歯を維持することで、寝たきり予防になると言われています。逆に、**虫歯や歯周病がなどによって歯を失ってしまった人は、老後寝たきりになりやすい**ということも明らかになりつつあります。統計的には、歯を失った人はそうでない人に比べて、寝たきりになる確率は10倍も高いとも言われています。

認知症のリスクと残存歯数の関係

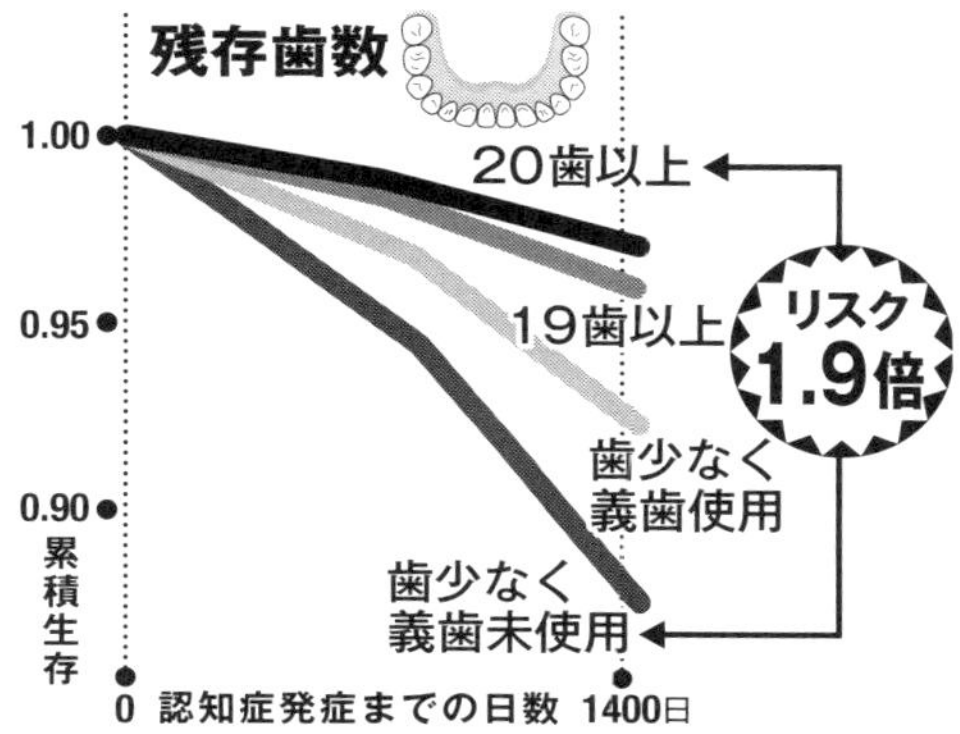

(Aichi Gerontological Evaluation Study, 愛知老年学的評価研究より)

また、2010年に日本福祉大学や神奈川歯科大学などのグループが愛知県に住む65歳以上の人を対象に調査した結果、**残存歯数が20本未満の高齢者の場合、20本以上の高齢者に対して認知症の発症リスクが約1・9倍になることが明らかにされました。**

歯周病などの炎症が直接脳に影響を及ぼすことと、噛めなくなることによる咀嚼機能の低下が脳の認知機能の低下を招く可能性が示唆されたのです。

40

高齢者に急増する「誤嚥性肺炎」の恐怖

口腔内が不潔だと肺炎リスクが高まる！

日本人の死因のうち、肺炎によるものがここ数年でかなり増えていますが、高齢者の誤嚥性肺炎が急増したことがひとつの原因です。「誤嚥」とは、食事の際にうまく飲み込むことができず、飲み込んだものが食道ではなく、気管に入ってしまうこと。高齢者が食事の時にゲホゲホとむせる原因の大半は、誤嚥を起こしているからです。

高齢者の肺炎は、**誤嚥による誤嚥性肺炎がほとんどです。また、90～94歳の死因の一位は誤嚥性肺炎を含む肺炎であり、年齢を重ねれば重ねるほど、肺炎は命に関わる怖い病気となり得ます。**

高齢者は飲み込む機能や咳をする力が弱くなるので、口腔内の細菌や逆流した胃液が誤って肺に入ることがよくあります。菌を排除する白血球に力がないと、気管支や肺で細菌が増殖してしまって肺炎を引き起こします。それが誤嚥性肺炎です。栄養状態の不良や免疫機能の低下も発症に関与します。

口腔内が不潔だったり、義歯の清掃がきちんとできていないと、細菌が誤嚥によって気管に入り肺炎のリスクが高まります。また、舌にびっしりと舌苔《ぜったい》がつき、舌が白くなっている人は危険です。舌苔は細菌の温床であり、この中の病原菌が気管から肺に侵入することで、誤嚥性肺炎の原因となるのです。さらに、舌苔が味を感じる味蕾《みらい》を覆った結果、味覚が鈍るおそれもあると言われています。味覚が鈍ると、食事が美味しいと感じられないため、食欲低下を招いて健康を阻害することになるはずです。

口腔内ケアを行うことで、舌や口唇などの口腔機能は改善します。実際に、日本の口腔ケアの第一人者と言われる米山武義博士（老年歯科医学会認定医）らが、要介護者を対象に2年間調査を行った結果、口腔ケアを行ったグループの肺炎発症率は11％で、口腔ケアなしの19％に比べて明らかに低いことが報告されています。つまり、死のリスクが高い誤嚥性肺炎を予防する上で、口腔ケアの重要性が証明されたと言えるでしょう。

口腔ケアの有無を比較した２年間の肺炎発症率

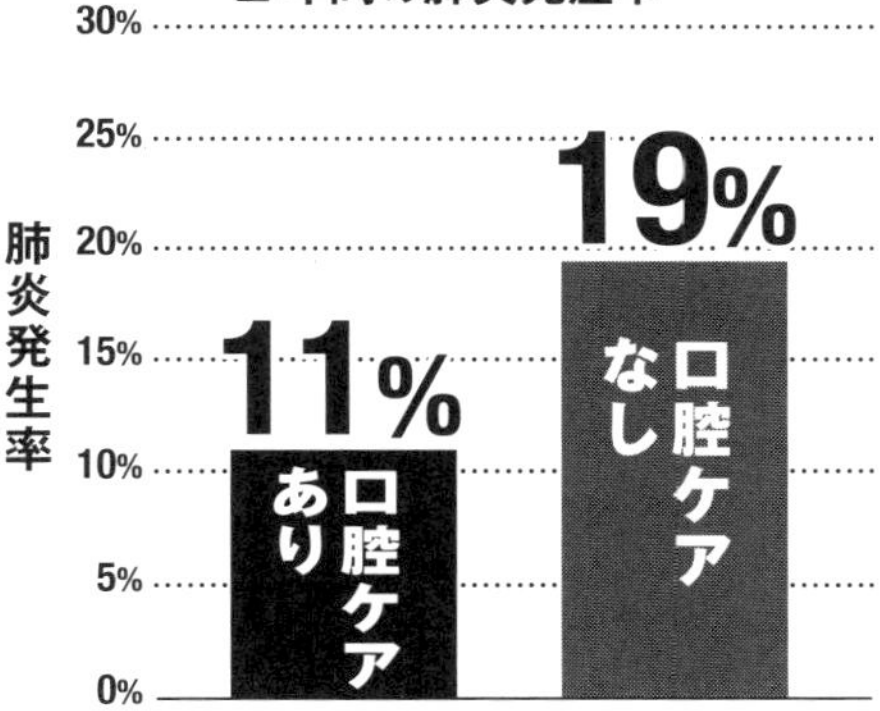

(Yoneyama T,Yoshida Y,Matsui T,SasakiH:Lancet354(9177),515,1999.)より

41

頭痛や倦怠感、不眠や吐き気に悩む人も多い

歯列矯正の副作用から目をそらすな！

歯にワイヤーを装着して歯並びを変える歯列矯正に副作用があることは、あまり知られていません。**歯列矯正をしたことで生じる症状として、歯や顎の痛み、歯が噛み合わない、口が開かないといった口の不具合を感じるケースは少なくないし、頭痛、肩こり、倦怠感、吐き気、不眠といった悩みを抱えてひどい場合には仕事を長期間休むとか、退職せざるを得なくなるという事例があります。**

そもそも、歯列矯正は、「噛み合わせを整える」ための治療法のはずなのに、いつの間にか見た目をキレイにする歯並びの矯正という審美面ばかりがクローズアップされるようになっています。**歯列矯正の専門医ですら噛み合わせについての知識が乏しく、歯列矯正の副作用で苦しむ患者を生み出す要因をつくり出しているよう**です。

歯列矯正で歯を移動させれば、上下の歯の噛み合わせも当然変化します。20年以上かけて出来上がった噛み合わせのシステムに対し、2〜3年という期間でそれを強引に変えようとすれ

ば、大なり小なりの無理が生じるのも当然でしょう。

歯列矯正によって噛み合わせを急変させれば、その変化に歯や体がついていけずに、様々な悪影響が全身に生じて体調を崩すことは、むしろ自然なことであるとも言えます。実際のところ、歯を移動させつつ、正しい噛み合わせを維持することは、本来は不可能なことなのです。見た目上で歯がキレイに並んでいても、上下の歯が噛み合わずに食事ができなくなったという例は多数あります。歯列矯正によって噛み合わせが悪くなったのでは、本来の目的とは逆に、まったくの本末転倒と言えるでしょう。

また、歯列矯正において、歯をキレイに揃えるスペースを確保するという名目で、健康な歯を抜いてしまうことも多いようです。このことも歯列矯正のマイナス面です。もちろん、歯列矯正をしたすべての人に深刻な副作用が出るというわけではありません。噛み合わせをきちんと考慮して適切に行っている矯正専門医も多く存在しています。しかし、**副作用の出現の有無が事前に判断できないことは事実であり、さらに副作用が生じた場合の補償がないこと。この2つが歯列矯正の最大の欠点**と言えます。

一部の事例とは言え、高額な矯正費用と引き換えに健康を害するという、理不尽すぎる悲劇が後を絶たないという現実から、私たちは目をそらしてはいけないと思います。

42

虫歯や歯周病を招くだけじゃなかった!

病死リスクが倍増する「口呼吸」の恐怖

99ページでも触れたとおり、口呼吸は健康に悪影響を及ぼすことがあります。まず、**口の中が乾燥しやすくなり、プラークが溜まり、虫歯や歯周病のリスクを高めます。加えて、唾液による自浄作用がなくなることから、口の中に無数に存在する細菌の活動性を高めるなど、体に様々な悪影響が起こる**のです。口で呼吸すると、空気が直接体内に入ります。空気中には、塵やほこりはもちろん、様々な病原菌が潜んでいます。

鼻で呼吸していれば、鼻の中の毛や粘膜がフィルターの役目をしてくれますが、口で呼吸すると、のどが無防備になり体の免疫システムを侵します。簡単に病原菌が全身に運ばれてしまうのです。これが長く続くと**血中の免疫細胞が減少し、やがて体全体の免疫力低下を招き、様々な病気を発症させて病死のリスクを高めます。**

口で呼吸すると、口の中やのどが渇くはずです。歯に付着した食べ物のカスはさらに取れにくくなり、歯石ができたり、虫歯になったりします。そもそも、口の中には千億単位の常在菌がいます

口呼吸が誘引する体の不調の一覧

体の不調		原因
口の中で起こる病気等	口臭　虫歯　歯周病　ドライマウス	唾液の分泌が阻害され、口の中の浄化ができなくなるため
	歯列不正　顎関節症	噛み合わせが十分できないため
免疫系の乱れで生じる病気等	アレルギー性疾患（気管支喘息、アトピー性皮膚炎、花粉症等）	鼻以外から抗原が侵入するため
	膠原病（関節リウマチ、多発性筋炎等）、ベーチェット病	上咽頭の免疫賦活が不能になるため
自律神経の乱れで生じる病気等	胃腸疾患（胃潰瘍、潰瘍性大腸炎等）　高血圧　糖尿病　動脈硬化　クローン病　肩こり	鼻呼吸に比べて自律神経が乱れやすいため
その他	風邪　インフルエンザ	外気から異物やウイルスが侵入するため
	睡眠時無呼吸症候群　いびき	口を開けているため

が、普段は唾液による自浄作用により細菌の活動を抑制しているので、清潔な状態を保てるのです。しかし口呼吸によって口の中が乾燥すると、いわゆる「悪玉菌」が増殖し、歯や歯ぐきを破壊したり、排泄物を撒き散らしたりと、暴れ回ります。

虫歯や歯周病に限らず、**口呼吸は風邪やインフルエンザに罹患しやすくなります。喘息、アトピー性皮膚炎、花粉症、アレルギー性鼻炎といった免疫過敏は口呼吸によってさらにリスクが高まると指摘されています。まさに、口呼吸は万病のもと**なのです。

口の中にある細菌や微生物を総称して「口内フローラ（口腔細菌叢）」と呼びます。口腔細菌がすべて悪いものというわけではなく、悪い細菌が侵入するのを防ぐような「善玉菌」もいます。それらも含めて口内フローラです。口内フローラの状態は各人で異なり、複雑で多様です。近年では個人ごとに異なる口内フローラの細菌構成を解析し、そのデータを歯科治療に活用することも可能です。そのように口内フローラ解析を行って治療プランを立てる「メタゲノム解析対応」の歯科医院もあります。

43

虫歯じゃないのに、スマホのせいで歯が痛む！

激痛が襲う「筋・筋膜痛症候群」の恐怖

私のところに、**「歯がすごく痛くて、あちこちの歯医者に行ったんですが、どの歯も問題ないと言われてしまって、全然治療してくれないんです」**などと訴える患者さんが、時々来院することがあります。このように、**虫歯などの症状が見られないにもかかわらず、強い痛みが生じるというケースでは、「筋・筋膜痛症候群」が疑われることが多い**のです。

「筋・筋膜痛症候群」は、「筋・筋膜性痛症候群」や「筋・筋膜性歯痛」とも呼ばれることもあります。一般的には耳慣れない病気かと思いますが、これは、**「噛む時に使う顎や側頭部の筋肉が緊張により凝り固まったために鋭い痛みやしびれを発する」**病気です。

性別では女性により多く見られ、年齢的には20歳以下は少なく、加齢とともに増加します。一般的には50～60歳代に多く見られる傾向があります。女性のほうが多いのは、男性に比べて痛みをより強く感じることが多く、痛みを長く訴える傾向にあることのほか、身体感覚が男性よりも敏感であることなどが原因として考えられています。

歯が悪いわけじゃないのに抜歯を懇願する患者も

筋肉や関節の痛みは、加齢とともに患者数が増加する傾向にありますが、筋・筋膜性歯痛にも同様の傾向が見られます。この病気を発見するのが非常に難しいのは、**筋肉に根本的な問題があるのに、その筋肉とは離れた場所である歯に痛みを感じてしまうところ**です。痛みがひどい人は、「歯に問題がない」という歯科医師の診断を信じることができずに、「もう、この歯を抜歯してください」とか、「痛くて辛いから、神経を抜いてください」などと懇願する例もあるようです。

九州歯科大学が行った調査では、**筋・筋膜性歯痛と診断されるまでに3ヶ月以上かかった人は63％もいて、診断前に痛みを治すために歯科治療を受けていた人が52％（歯の根の治療：46％、抜歯：18％）**もいました。私からすれば、信じられないことですが、患者本人が望むのであれば、喜んで抜歯をするという歯医者が存在することは事実なのでしょう。仮に効果がないとわかっていても、そのほうが儲かるのですから……。

ただし、「歯が痛いのはきっと虫歯だから治してくれ」と訴えている患者さんに、「それは別の場所の筋肉が原因です」と説明して納得してもらうのは非常に大変なことです。それでも、私が実際の原因となっている筋肉を特定して、筋弛緩薬の投薬やマッサージを行うと、歯を削ったりすることもなく、今まで感じていた歯の痛みがウソのようにとれるため、患者さんは大いに驚くのです。

悪い姿勢でスマホを使い続けると筋膜痛症候群になる!?

ところで、頭頸部の「筋・筋膜痛症候群」の原因は、「上下の歯をずっとくっつけている」とか、「頬の内側を噛む」などという、日常的なちょっとした悪いクセであることが多いようです。近年では、**悪い姿勢でスマホやパソコンを長時間使用することによって、首の関節が真っ直ぐに伸ばされた状態になるために、筋膜の形態記憶によってその形を記憶し固定してしまうという「ストレートネック」が原因であることが目立つ**ようです。

うつむき姿勢など、不良姿勢が頭と首の境目にある後頭下筋群を緊張させ、その習慣を繰り返すことで緊張した後頭下筋群が固まり、普通の姿勢に戻そうとしても頭部の重心位置が前方に移動するのです。スマホ使用時の不良姿勢には十分注意をしてください。

DOCTOR'Sコラム

虫歯や歯周病予防も期待される「緑茶」の効果

緑茶に含まれている「カテキン」は、細菌やウイルスに対して抑制作用があり、「ミュータンス連鎖球菌」などの虫歯菌や「ポルフィロモナス・ジンジバリス」などの歯周病菌の増殖を抑えてくれると言われます。

特に2009年に九州大学の研究チームが学術誌に発表した報告はインパクトのあるものでした。研究チームは49 ～ 59歳の男性約1000人を対象に、緑茶が歯に与える影響、特に歯肉や歯ぐきからの出血に対する効果を調べたのです。

結果、日常的に緑茶を多く飲む人はあまり飲まない人よりも歯肉が健康なことが分かったのです。緑茶に含まれる抗酸化作用のあるカテキンには、抗炎症作用もあるという可能性を指摘しています。歯周病予防以外にも、動脈硬化、肥満、糖尿病、うつ病、がんなどの予防に効果があるとされる緑茶は、口腔内の健康にいいだけでなく、まさに体全体にとって健康的な飲み物だと言えるでしょう。

また、コーヒーにも歯周病予防の効果があることが示されています。コーヒーの消費量が多い人は歯の根を支える歯槽骨の損失が少ないことが、ボストン大学の研究チームによる検証によって明らかにされました。歯周病の原因のひとつは活性酸素で、これが歯ぐきの中で増えると組織を破壊します。コーヒーには活性酸素を抑える働きがあるため、歯周病の予防効果が期待できると考えられています。ただし、砂糖を入れると虫歯のリスクを高めてしまうので注意が必要です。

普段飲んでいる緑茶やコーヒーに、そんな効果があることは意外に思えるかもしれませんが、日常の習慣の中で意識して飲むことで、歯の健康に対する意識を高める効果もあるでしょう。

イントロダクション

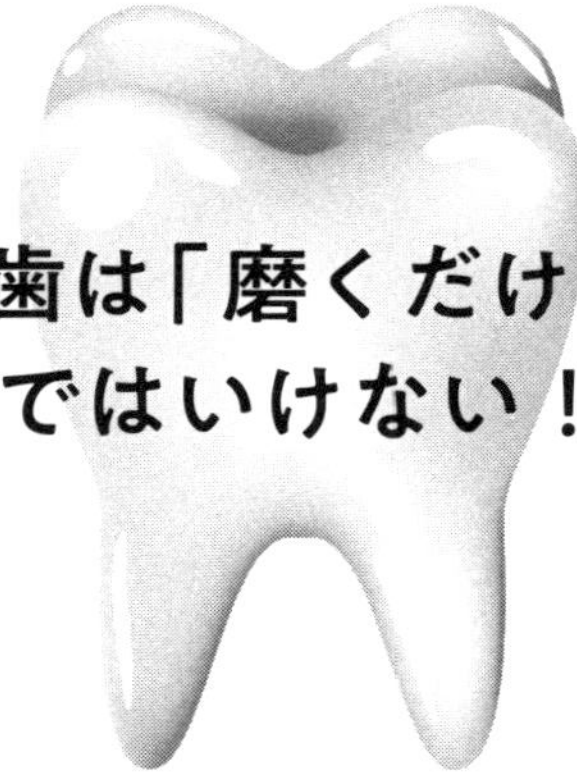

歯は「磨くだけ」ではいけない！

　この章の後半パートでは、具体的な口腔内ケアの方法について、詳しく紹介していきたいと思います。まず、「歯磨きをしてはいけない」という説には、私は賛成できないと84ページで前述しました。しかし、断っておきたいのは、歯の健康のためには「歯磨きだけではいけない」ことも事実であるということです。

　ところで、患者さんに歯磨き指導をしていると、食べかすとプラーク（歯垢）を混同している方が非常に多いことに気付かされます。ここで、もう一度、両者の違いをしっかり認識してほしいと思います。

「プラーク」とは、歯の表面にできる細菌の塊のことで、食べかすとは別物です。その細菌が虫歯や歯周病の原因となるのです。そしてプラークの細菌は「バイオフィルム」と呼ばれる集合体になり、歯の表面にべったりと付着しているのです。

ちなみに、台所のシンクやお風呂の排水口にできる、あの不快な「ヌメリ」もバイオフィルムです。食べかすとプラークの違いが重要なのは、「歯を磨く」という行為が、口腔内の食べかすを除去するためには有効ではあるのですが、プラークを除去するには不向きであることを知ってほしいからです。

歯周病の原因となるプラークの除去率は、歯を磨いただけでは50％程度に過ぎません。どんなに丁寧にブラッシングしたとしても同様です。

歯と歯の間はプラークがたまりやすく、歯周病や虫歯ができやすい部位なのですが、歯ブラシはどう頑張っても歯間部には届かないのです。では、プラークをしっかり取り除くにはどうすればいいのか？　ずばり、デンタルフロスや歯間ブラシといった歯間清掃用具を併用することが重要です。

この章の後半では、デンタルフロスや歯間ブラシの使い方を含めた、プラークコントロールと正しい口腔内ケアの方法を紹介していきます。これまでデンタルフロスや歯間ブラシを使ったことのない人も、種類や選び方を解説しているので役立つでしょう。しっかり読んですぐにプラークコントロールを始めてほしいと思います。また、最後に正しい歯磨きの方法についても言及していますので、この機会に歯ブラシの選び方を含めて、歯磨きの基本をしっかり学んでください。

44

寿命を延ばす口腔内ケアのコツ①

毎日のプラークコントロールを意識しよう

プラーク（歯垢）は細菌の塊です。見た感じだと白くてネバネバしていて、単なる食べカスのように見えますが、その中には無数の細菌が生息しているのです。いわゆる**「プラークコントロール」とは、この口の中の細菌を減らすように意識し、コントロールするという広い意味で使う言葉**です。

勘違いしがちなのですが、「プラークコントロール＝歯磨き」ではありません。歯磨きをすることもプラークコントロールの有効な方法ではありますが、あくまでプラークコントロールの一項目に過ぎません。歯磨きさえすれば安心だと思わないようにしてください。プラークは厄介なことに、簡単に落とせません。口をゆすぐ程度ではまったく意味を成さないのです。**プラークは約24時間で熟成され、虫歯への影響が始まると言われています。そのため、最低でも1日1回はしっかりとプラークを取り除く**ことを意識しましょう。

いろいろあるプラークコントロールの方法のうち、最も手軽で効果も高いのは、歯ブラシに

プラークの溜まりやすい場所

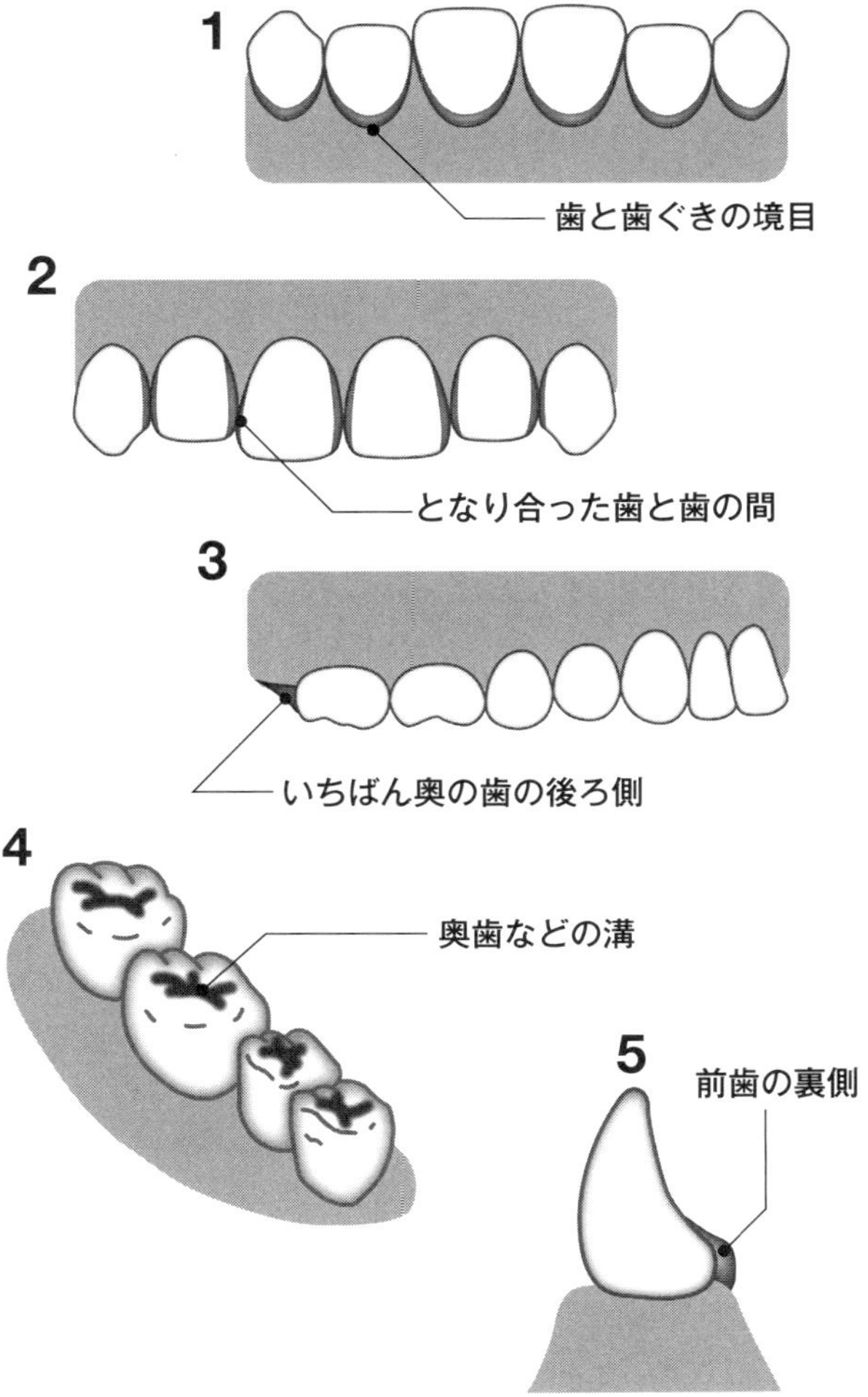

よるブラッシングでプラークをこすり落とすこと。ただし、プラークコントロールがしにくい場所があるので、意識してしっかりケアしましょう。特に**歯と歯の間や歯と歯肉の境目、奥歯の溝あたりは要注意**です。個人差もあり、例えば歯並びが悪いところとか、歯が抜けてしまっているところ、被せ物が入っているところ、部分入れ歯や矯正装置の周辺、生え始めたばかりの永久歯などは、プラークコントロールしにくいところとして知っておくべきです。

磨きにくい場所にこそ、プラークが潜んでいる

ブラッシングは、ただ磨くだけではダメです。適切な部位を適切な方法で磨くことがポイントです。歯列の中には構造上、プラークが溜まりやすい場所があります。さらに個人の歯並びの状態などで、ブラッシングしにくい場所もあります。**自己流のブラッシングだけでプラークをしっかり落とすのは、ほぼ不可能だと言わざるを得ません。また、プラークのないところをいくらブラッシングしても、効率が悪い**だけです。

単純に磨きやすい場所にはプラークが少なく、磨きにくい場所にこそプラークが潜んでいるくらいに思ってください。まずは、プラークが溜まりやすい部位を自覚することが大切です。

そこで有効なのが、プラークを赤く染め出す染色剤です。肉眼では見えにくいプラークですが、赤く染め出す染色剤を使えば、どこが磨けていないのか一目瞭然です。歯科医院では染色剤の販売も行っているところもあるので、購入しておけば自宅でのプラークチェックが簡単です。

デンタルフロスなど、効果的なアイテムを上手に活用しよう

プラークが溜まりやすい場所を視覚的に確認して認識できたら、**普段からプラークコントロールをするための各種アイテムを駆使して徹底的にプラークを除去することを習慣化**しましょう。それにはまず、デンタルフロス。これを使えば、歯ブラシが入り込めない歯と歯の間などの、隙間のプラークを綺麗にこすり落とすことが可能になります。また、つながった被せ物の下をきれいにするのにも便利です。

デンタルフロスの選び方と詳しい使い方については、１３２ページで詳しく解説します。さらに、歯間ブラシやワンタフトブラシも有効に使えるアイテムです。１３６ページで紹介します。このように、プラークコントロールを意識してセルフケアを徹底すれば、虫歯と歯周病予防につながるはずです。

45

寿命を延ばす口腔内ケアのコツ②

デンタルフロスの選び方・使い方

歯磨きだけでは、歯と歯の間は十分磨けず、プラーク（歯垢）や食べかすが残ってしまいます。歯の側面についたプラークや、歯と歯の間に入りこんだ食べかすを、きれいに取り除くには、デンタルフロスを使うことが効果的です。**歯ブラシによるブラッシングだけでは、歯と歯の間のプラーク（歯垢）の61％しか除去できないのに対して、フロスを併用すると79％、歯間ブラシを加えると85％まで除去できたというデータもあります**（日歯保存誌48・272（2005年）より）。

まずは、デンタルフロスの選び方から解説します。デンタルフロスはホルダータイプと糸巻きタイプがあります。**初めて使うのであれば、操作のしやすいホルダータイプがおすすめ**です。糸巻きタイプは使う分だけ切って使うので経済的なのですが、初心者にはやや使いにくいので、慣れるまではホルダータイプのほうがいいでしょう。

ただ、ホルダータイプもさらに形状によって2種類に分類され、いわゆるF型とY型に分かれます。**F型は前歯をフロッシングしやすい形状で、Y型は奥歯をフロッシングしやすいように作られています。**ただ、歯の生え方は個人で異なるので、F型とY型を両方使ってみて、より使いやすいほうを選んでもいいでしょう。もちろん、双方を使い分けてもOKです。

デンタルフロス（糸巻きタイプ）の使い方

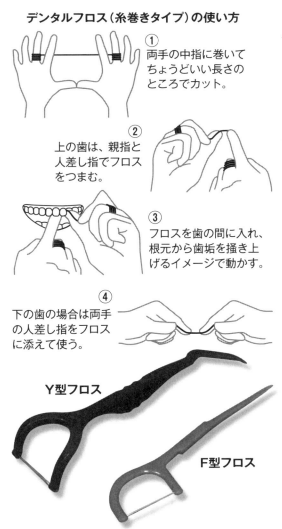

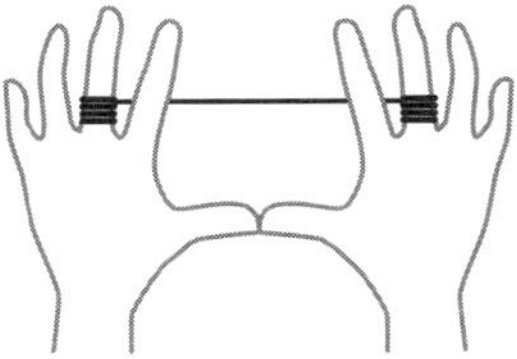

①
両手の中指に巻いて
ちょうどいい長さの
ところでカット。

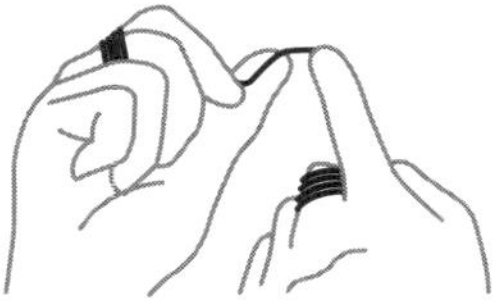

②
上の歯は、親指と
人差し指でフロス
をつまむ。

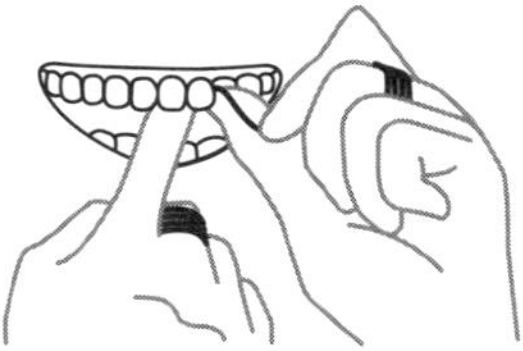

③
フロスを歯の間に入れ、
根元から歯垢を掻き上
げるイメージで動かす。

④
下の歯の場合は両手
の人差し指をフロス
に添えて使う。

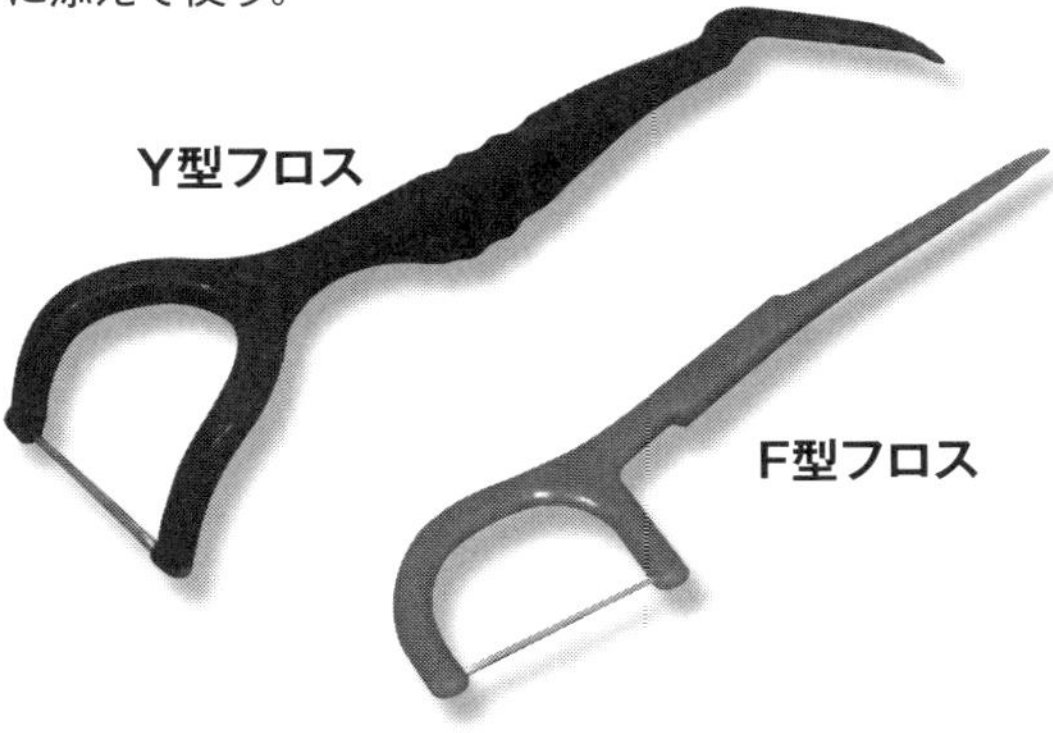

糸巻きタイプは３種類の糸から自分に合ったものを

デンタルフロスをある程度使いこなしている人には、糸巻きタイプがいいでしょう。糸巻きタイプはホルダータイプと比べて、1回当たりに掛かる費用が安く済ませられるので経済的であるだけでなく、糸の種類が選べるというメリットがあります。

糸の種類は主に3種類あります。ワックス、ノンワックス、エクスパンドの3種類です。それぞれの違いは、まずワックスには、歯の間に入りやすくするように繊維の滑りを良くしたもので、ほつれづらくなっています。デンタルフロスを使う場合、滑りが良いほうが扱いやすいので、ホルダータイプを卒業したばかりという、糸巻きビギナーの方はワックスタイプから使うのがいいでしょう。

ただし、**滑りやすい加工がされているということは、よりプラークを取り除くという観点ではワックスタイプの弱点になります。ある程度使い慣れてきたら、ノンワックスタイプに切り替えたほうがいい**でしょう。そして、3タイプのうちで最もプラークを除去する力が強いのが、エクスパンドタイプです。

このタイプは、唾液や摩擦でスポンジのように膨らみます。ただし、糸が太いため、歯間が狭いところには入らない場合があります。ワックスタイプ、ノンワックスタイプを使った後にエクスパンドタイプを使うようにしましょう。歯の間に上手く入らない場合は無理せずに使うのをやめて、自分にあった太さのデンタルフロスを使いましょう。

北欧やアメリカではデンタルフロスを使うのが当たり前

デンタルフロスは慣れるまでは時間もかかるし、最初はうまく使えずにストレスを抱えてしまうかもしれません。初めは大変だと思いますが、慣れてしまえば効率的にプラークが除去できるため、虫歯や歯周病を予防するためには非常に効果的なアイテムです。

これまでにも何度か書いたように、**歯科の先進国と言われるスウェーデンやノルウェー、アメリカといった国々では、歯磨きだけでなく、デンタルフロスを使うことが当たり前というほど国民的なレベルで浸透しています。**歯科の先進国は、予防歯科の概念が浸透しているから、日本より虫歯や歯周病も少ないし、老齢になっても自分の歯をより多く残すことができるのです。そのためには、デンタルフロスを使うことを習慣化し、プラークコントロールをすることが近道となるでしょう。

46

寿命を延ばす口腔内ケアのコツ③

歯間ブラシ・ワンタフトブラシの選び方・使い方

歯と歯ぐきの間の汚れを落とすには、歯間ブラシで汚れを落としていくことが必要です。特に加齢や歯周病により歯ぐきが下がってくると、歯と歯ぐきの間の隙間が広がっていくため、歯間ブラシでケアをすることが重要なのです。

歯間ブラシは毛先のタイプが①ストレート、②テーパー、③バレルの3種類。ドラッグストアなどで一般的に市販されている歯間ブラシは、①のブラシがまっすぐのタイプです。比較的リーズナブルな価格で手軽に入手できるのがメリット。②のテーパーはブラシが逆三角形になっているもの。③のバレルはブラシが楕円状になっているものです。歯と歯ぐきの隙間を清掃する能力で比較すると、テーパーやバレルタイプに軍配が揚がりますが、テーパーはブラシが逆三角形という形状で、先端部分が細くて下部が広がっています。引き出す時に引っかかるという人は、バレルタイプを使ったほうがいいでしょう。

次に持ち手の柄も分類されます。①ストレートタイプ、②カーブタイプ、③L字状のアングルタイプがありますが、やはりストレートタイプがリーズナブルで手軽、他のものはストレートタイプより若干市販価格が上がります。垂直に歯間ブラシを入れられる前歯などはストレートタイプでいいのですが、奥歯などは入れにくいので、カーブタイプやL字タイプを併用するか、あるいはストレートタイプのワイヤーを曲げて、L字型にして奥歯に入れても問題ありません。

歯間ブラシは部位によってサイズを使い分けるのがコツ

また、ブラシ部分のワイヤーは、主に金属製とシリコンなどのゴム製があります。金属は清掃能力が高い反面、慣れていないと使いにくいのが弱点で、誤った使い方をして歯や歯茎を傷つけてしまうリスクがあります。一方、シリコンなどのゴム製は初心者でも扱いやすく、歯や歯茎を痛めることも少ないため、安心して使うことができます。ただし、ゴム製だと、金属製より汚れを除去する機能がやや弱いことは覚悟してください。

歯間ブラシのサイズの選び方は、歯と歯の隙間よりも小さめで、歯間部分にスッと入るものを選ぶこと。きつい歯間ブラシを長期間使うと、金属のワイヤー部分で擦られることで、歯が欠損してしまうことがあります。また、サイズの合わない歯間ブラシを無理に押し込むことで、歯肉が下がってしまう歯肉退縮のリスクも考慮しましょう。既に歯周病で歯肉の退縮が見られる場合は、歯間ブラシを使うと歯肉を押し下げてしまうこともあるため、一旦使用を中止し、歯科医師に相談してください。歯の隙間は、小臼歯より大臼歯のほうが狭くなるので、複数の歯間ブラシのサイズを使い分けるのがベターです。

磨きにくい部位のケアにはワンタフトブラシが有効

歯ブラシでは磨きにくい部位をケアするには、毛先を1束に絞った形状の「ワンタフトブラシ」が有効です。普通の歯ブラシで磨いた後で歯の隙間に詰まった汚れやプラークを除去するのに適しています。歯の裏側を磨いたり、歯と歯ぐきの間をなぞるように磨いたり、歯がデコボコしていて歯並びが悪い部分などを念入りに磨くにも便利です。ワンタフトブラシにも様々なタイプがあり、毛先の長短や形状（フラットなもの・三角のもの）の違い、持ち手もストレートとL字型があるなど、歯間ブラシに近いバリエーションがあります。

自分の歯に適したものを使うことが第一ですので、まずは歯科医師に「ワンタフトブラシを使いたいが、どんなタイプがいいか？」と、相談してみましょう。もし、その時の対応がはっきりしなくて具体的なアドバイスがもらえなかったり、「ワンタフトブラシを使わなくても普通の歯ブラシで十分です」などといういい加減な受け答えだったりしたら、その歯医者は疑ってかかるべきです。

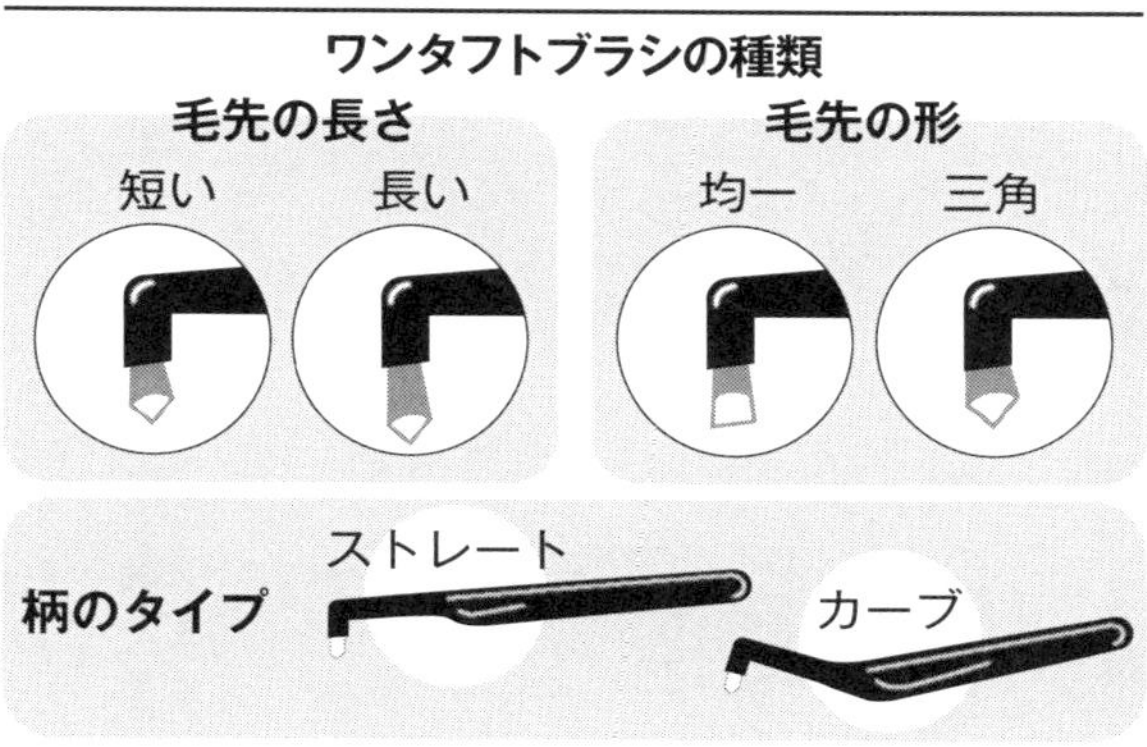

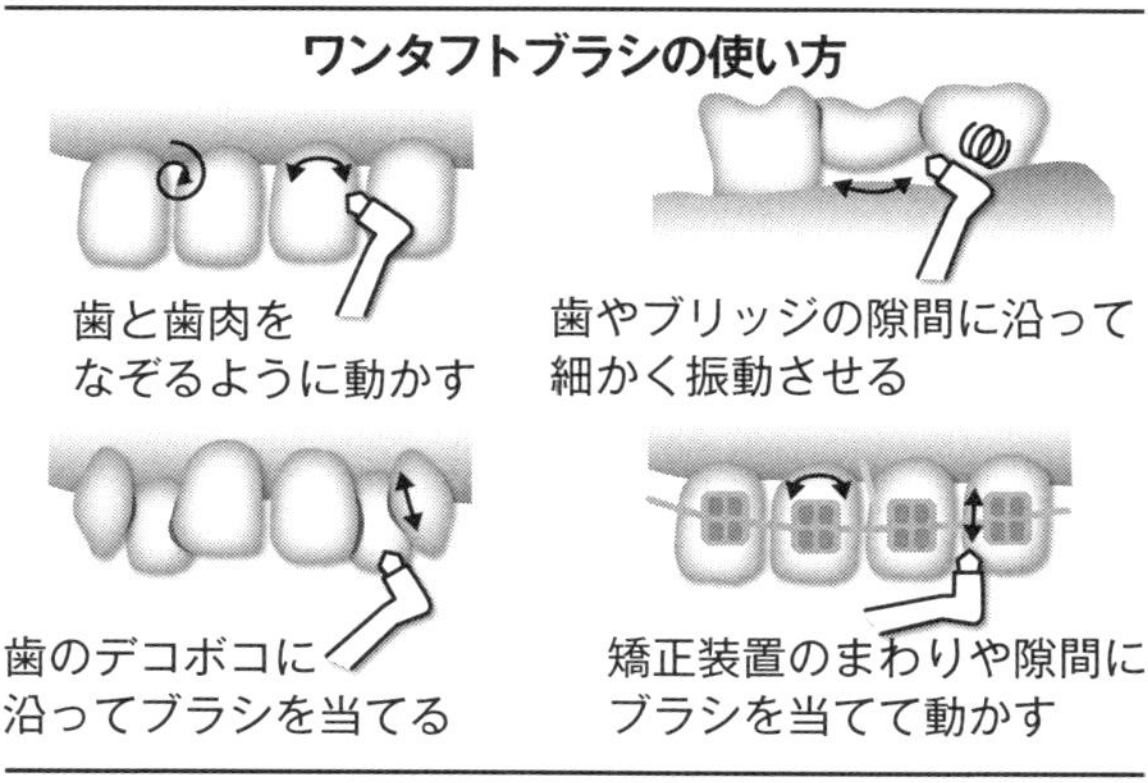

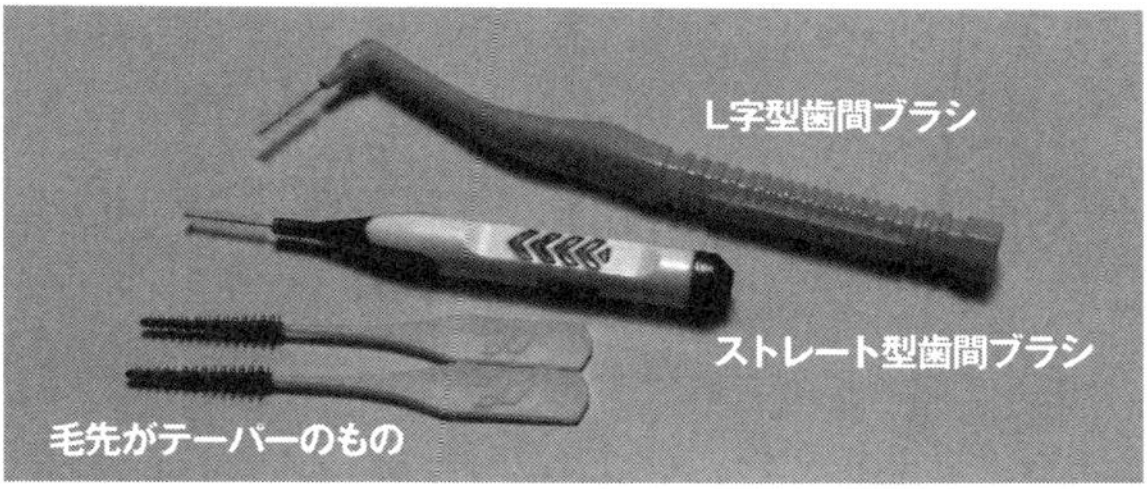

47

寿命を延ばす口腔内ケアのコツ④

歯ブラシの選び方・使い方

歯ブラシの硬さは、毛の太さが細くなるほど軟らかく、太くなると硬い感触になります。「やわらかめ」タイプは毛先が細く、ブラッシング力が弱くなる反面、歯と歯の間の細部まで毛先が届きます。しかし、「ふつう」タイプに比べて歯垢が残りやすい点は否めません。「かため」タイプは毛先が太くて歯垢を取り除きやすいのですが、細部にまで届きにくいのが弱点と言えます。つまり、**「ふつう」タイプこそ、一番バランスがよい**でしょう。また、ヘッドの形状や毛先にもタイプがあるので、自分に適したものを使いましょう。

歯ブラシの握り方は、鉛筆を持つような「ペングリップ」が基本で、まとめて磨くには、手の平全体で握る「パームグリップ」もあります。ただ、パームグリップでは細かい動作がしにくいため、**基本的にはペングリップで磨くほうがベター**でしょう。磨き方は、①脇磨き、②つま先磨き、③かかと磨きの3種類が基本です。**磨き忘れをなくすためには、歯を磨くルートを決めておくのがおすすめ。**142ページのサンプルルートを参考にしてください。

歯ブラシのヘッド形状

大きめ	小さめ	特殊形状
歯の接触面が大きくなるため、歯と歯茎の間も磨きやすい。歯磨きにあまり時間をかけられない人に適している。	毛先を動かしやすく、口の中で細かく操作するのに向いている。時間をかけて磨ける人はこのタイプがベター。	おもに奥歯を磨くために、丸い形だったり、先端を尖らせたりして磨きやすくした特殊なタイプもある。

3つの磨き方

脇磨き	つま先磨き	かかと磨き
歯ブラシをタテに持ち、脇の部分を使って磨く。歯の側面や歯と歯の間などに有効	歯ブラシのつま先部分（先端）を使って細かい部分を磨く。奥歯や奥歯の間に有効	歯ブラシを歯に垂直に当て、かかと部分（後側）を使って磨く。前歯の裏側などに有効

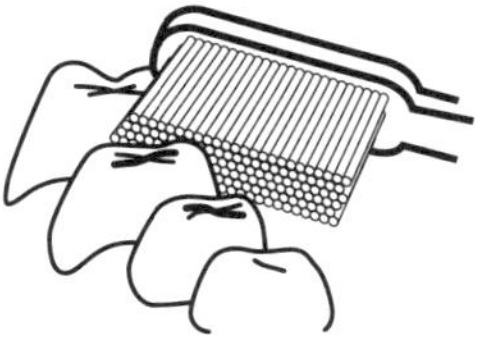

奥側は「つま先」で。

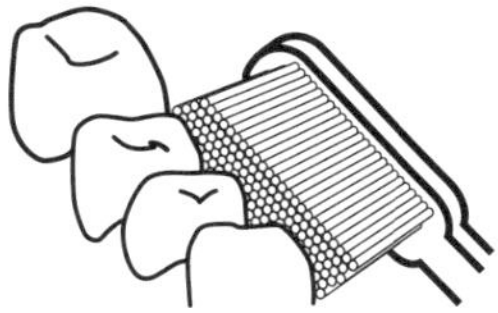

中央部は「わき」で。

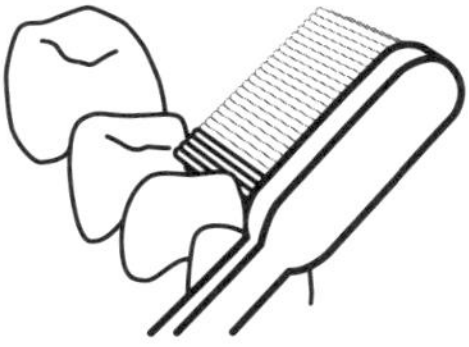

手前側は「かかと」で。

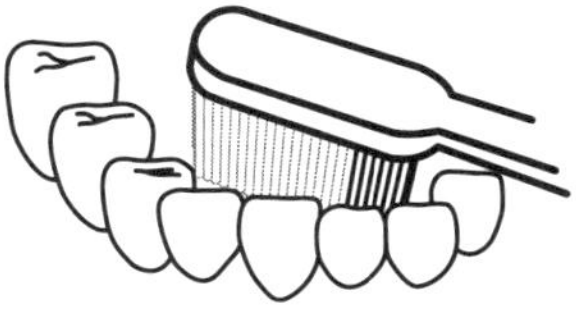

内側は「かかと」で。

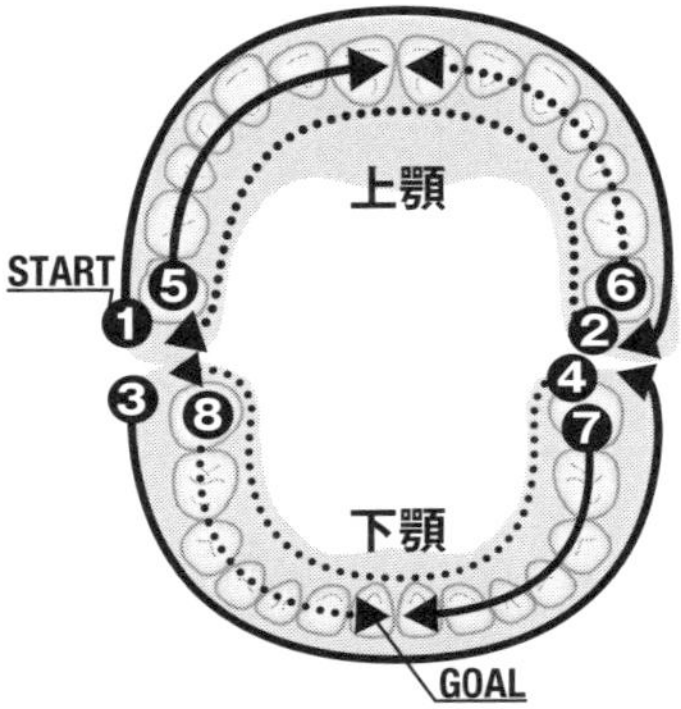

サンプルルート

磨き忘れを防ぐには、歯磨きのルートを決めておくのがおすすめ。以下のサンプルルートは、上の奥歯からスタートして上の歯を一周。下の奥歯に移って一周し、最後に噛み合わせ部分を磨くもの。

POINTガイド その1

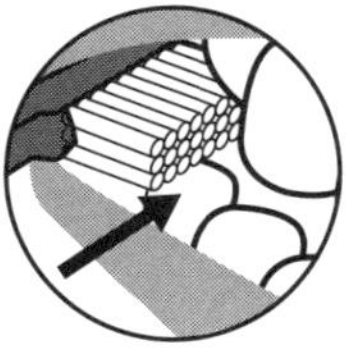

上の奥歯の後ろ側を磨く時は口を閉じ加減で。歯ブラシを横向きに持ち替え、歯並びに合わせて磨くこと。

POINTガイド その2

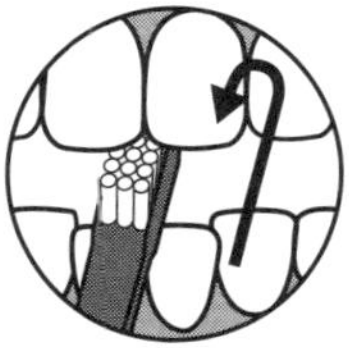

上の前歯の内側を磨く時は、歯ブラシを縦に持って「つま先磨き」や「かかと磨き」で先端の毛先を使うこと。

POINTガイド その3

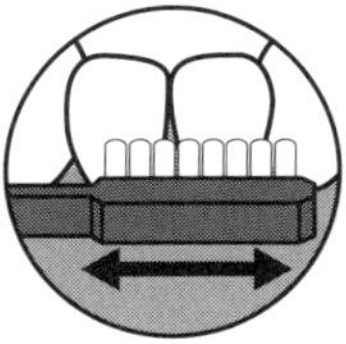

前歯の外側を磨く時は、歯ブラシを横に持ち、歯並びに合わせて歯ブラシを動かすこと。

POINTガイド その4

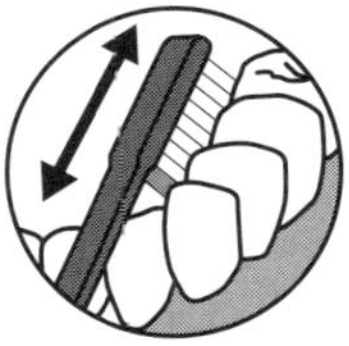

奥歯の内側を磨く時は、口を大きく開いて、歯ブラシを斜め方向に入れて磨くこと。

POINTガイド その5

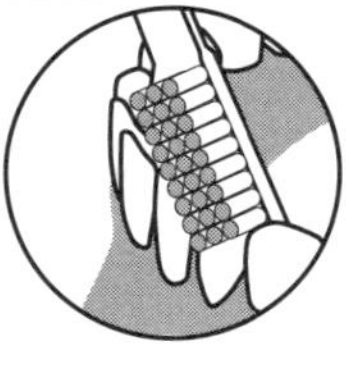

下の前歯の内側を磨く時は、歯ブラシを縦に持ち「かかと磨き」や「つま先磨き」で。

POINTガイド その6

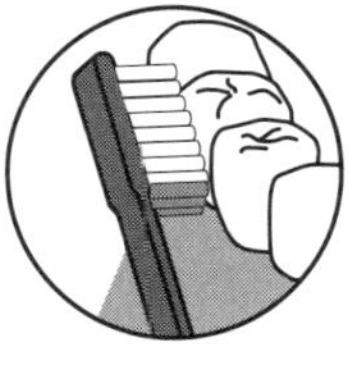

下の奥歯の外側を磨く時は、口を閉じ加減にして「脇磨き」も使って歯ブラシを確実に当てること。

4章

万病のもと「歯周病」の正体

発症のしくみとは？
最新予防法とは？

イントロダクション

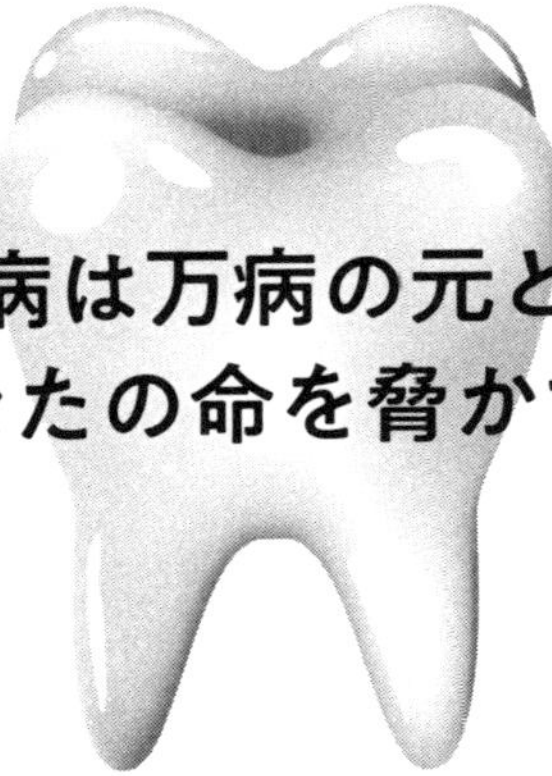

歯周病は万病の元となり あなたの命を脅かす！

歯周病が非常に厄介な病気であることは、なんとなくでも認識されているかもしれません。ただ、歯の病気ということで、それほど深刻な捉え方をされていないのではないでしょうか。だから最初に言っておきます。

「歯周病は万病の元であり、結果的にあなたの命を脅かす恐ろしい病気です」と。

厚生労働省が発表した「平成29年（2017）人口動態統計（確定数）」によると、日本人の死亡原因のランキングは以下の通りです。第1位＝「悪性新生物（がん）」（27・9％）、2位＝「心疾患」（15・3％）、3位＝「脳血管疾患」（8・2％）。

これらの病気の恐ろしさは、皆さんもご存じだと思います。しかし、この死亡原因のトップ3の病気は、いずれも歯周病によってそのリスクが高まるという事実をご存じですか？　つまり、歯周病にかかることによって、結果的にがんや心疾患、脳血管疾患などの命に関わる病気を招きやすくなることが、医学的にも明らかにされているのです。

歯周病の恐ろしさはこれだけではありません。歯周病は認知症や糖尿病、誤嚥性肺炎といった病気との関連性があることについても指摘されています。歯周病は単に口腔内の病気であるだけではなく、じつは命に関わる恐ろしい病気と密接に連結しているということが、少しはわかっていただけたのではないでしょうか。

歯周病菌が口腔内に増えると、歯肉からの出血を起こしたり、歯を支える歯槽骨が溶けたりします。また、歯肉からの排膿が見られ、悪化すれば歯が抜けることもあります。さらに、歯周病はインフルエンザなどと同様に人から人へと感染することも忘れてはいけません。

間違った口腔内ケアによって口腔内環境が悪化すれば、歯周病のリスクを高めてしまいます。そんなことにならないように、本章の後半では、口腔内ケアのウソとホントをしっかり解説していますので、きちんと読んでほしいと思います。

正しい口腔内ケアはとても大切です。それが歯周病を予防するだけではなく、あなたの命と健康を守るということをどうかお忘れなく。

48

がん、心疾患、脳血管疾患の発生リスクを高める

歯周病が日本人の死亡原因トップ3を引き起こす！

歯周病菌が口腔内に増えると、歯肉から出血が生じて、やがて歯を支える歯槽骨が溶け出して歯肉からの排膿が起こります。間違った口腔内ケアによって口腔内環境が悪化すると、歯周病のリスクがより高まるのです。

ところで、歯周病の本当の恐ろしさは何だと思いますか？　その前に、以下のデータを見てほしいと思います。厚生労働省が発表した「平成29年（２０１７）人口動態統計（確定数）」を基にした、日本人の死亡原因です（グラフを参照）。同データによると、**死亡原因の1位は「悪性新生物（がん）」で27・9％。2位が「心疾患」で15・3％、そして3位が「脳血管疾患」で8・2％です。そして、これらの病気は、いずれも歯周病によってリスクが高まる**のです。

そこで先程の質問の答えですが、**「歯周病の本当の恐ろしさ」とは、まさに「死を招く病気を引き起こす」ことに他ならない**と、警鐘を鳴らしたいと思います。

心疾患は、心筋に血液を送る血管が狭くなったりふさがったりして、血液が供給できなく

なったことで最悪は死に至る病気です。歯周病原因菌をはじめとする細菌感染がその要因となることが、近年、クローズアップされています。歯周病原因菌などの刺激で動脈硬化を誘導する物質が生じ、血管内の血液の通り道が細くなるからです。

死因別死亡数の割合（平成29年）

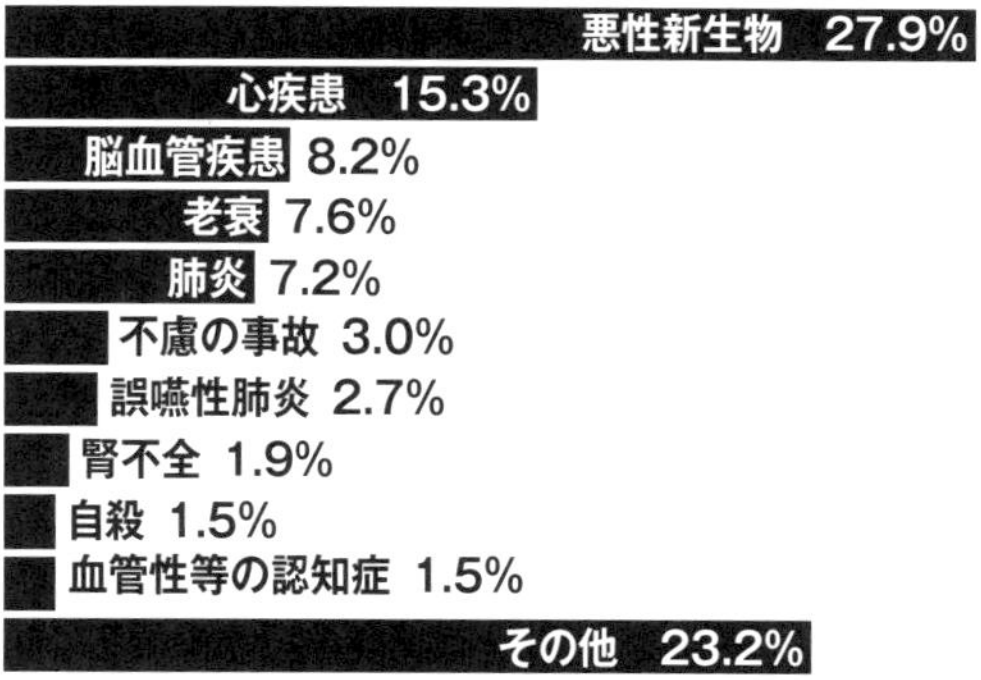

厚生労働省「平成29年(2017) 人口動態統計(確定数)」を基に作成

また、脳梗塞などの脳血管疾患は、脳の血管内のプラーク（粥状の脂肪性沈着物）などによって、脳の血管が詰まって起こります。歯周病患者は、そうでない人の2倍以上も脳梗塞になりやすいとされています。最近では歯周病患者が、口腔がん、咽頭がん、喉頭がん、食道がんなどの発生リスクが高いことも検証されています。さらに腎臓がんや膵臓がんなども歯周病と関連していると報告されています。

もはや、**歯周病は歯を失う病気というだけではなく、全身疾患に深く関連する**と言えるでしょう。時には命に関わる恐ろしい病気にもつながると認識し、十分にケアすべきだと私は考えています。

49

歯周病が招く恐怖の未来①

動脈硬化、心筋梗塞、脳梗塞のリスク

歯周病は、細菌によって歯の周囲の組織が炎症を起こして進行する感染症です。まず、歯と歯ぐきの間にある溝（ポケット）に歯垢が溜まると歯ぐきが炎症を起こします。やがてこの溝が深くなると、いわゆる〝歯周ポケット〟が形成されます。さらに歯を支える骨を溶かし、最終的には歯が抜けてしまいます。これが歯周病のメカニズムです。

前述したように、近年では**動脈硬化の一因が歯周病である**ことが示唆されています。ある調査によれば、**歯周病患者で冠動脈のバイパス手術を受けた人のうち、4人に1人の血管壁から歯周病菌が発見されている**と報告されました。動脈硬化とは、血管が厚く硬くなり血管が狭くなる病気です。動脈硬化が進行すると狭心症や心筋梗塞、脳梗塞、大動脈瘤といった病気の原因になります。

その動脈硬化の病巣から歯周病菌が検出されているとの報告があり、**5種類の歯周病菌が動脈硬化を起こしている血管から見つかっています**。歯周病菌が歯肉から血管内に入り、歯周病

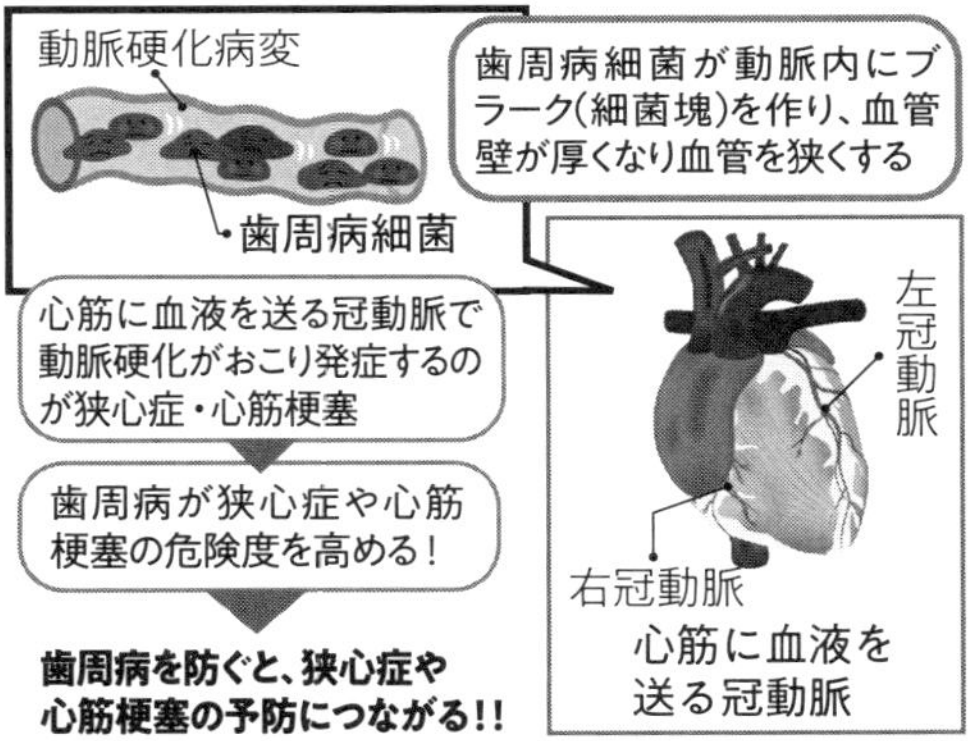
動脈硬化病変
歯周病細菌
歯周病細菌が動脈内にプラーク(細菌塊)を作り、血管壁が厚くなり血管を狭くする
心筋に血液を送る冠動脈で動脈硬化がおこり発症するのが狭心症・心筋梗塞
歯周病が狭心症や心筋梗塞の危険度を高める！
歯周病を防ぐと、狭心症や心筋梗塞の予防につながる!!
左冠動脈
右冠動脈
心筋に血液を送る冠動脈
歯周病菌が原因で血管が狭くなり、心疾患を招く

菌が全身を巡っていくと、それが原因で様々な毒素などが生じます。さらに血管に炎症を起こして血管そのものを硬化させたり、あるいは血栓を形成したりするように作用するために、動脈硬化を進行させると考えられています。

基本的には、歯周病菌や歯周組織の炎症による「サイトカイン」と呼ばれる物質が血液中に入ることで、様々な体の反応が出ていると考えられています。

サイトカインとは細胞が分泌するタンパク質で、分泌する細胞自身や周囲の細胞の増殖や分化などを調節しています。歯周炎が発生している病巣においては、炎症をつかさどっている細胞がサイトカイン（炎症性サイトカイン）を作り出しているのです。

簡単に説明するなら、**細菌が血小板と反応して血管壁にこびりつき、心臓の血管が狭くなってくると狭心症となり、完全に詰まってしまうと心筋梗塞になる**のです。歯周病が悪化すれば心疾患のリスクが増えることも、しっかり認識しておくべきでしょう。

50

大腸がん発症のリスク

2018年7月、横浜市立大学大学院医学研究科肝胆膵消化器病学教室主任教授の中島淳氏らのグループが、**歯周病の原因菌が大腸がんの発症に関与している**という可能性を世界で初めて発表し、大きな注目を集めました。

中島教授らは、歯周病菌が大腸がんの組織へ移行していると仮説を立て、大腸がん患者14例の大腸がん組織と唾液検体から採取した1351の分離菌を解析。その結果、8例(57%)において、大腸がん組織と唾液の両方から歯周病菌を検出。さらに、8例の検体を細かく分析したところ、6例(75%、全体の43%)から同一菌株が検出されたのです。

同グループの報告は、**歯周病と大腸がんが密接に関連することを世界で初めて報告した点で画期的でした。近年の医学界においては、歯周病が糖尿病や認知症、炎症性腸疾患などと関連がある**という報告が激増していたのですが、今回の研究によって大腸がんと口腔内細菌の関与が示されたことで、今後はますます口腔内と全身疾患の関連についての研究が深まってくると見られています。

現時点では詳細な移行・感染ルートなど不明な点もあり、これらの解明は今後の課題だということですが、口腔内や腸内の細菌を調べることによる大腸がんの簡便な診断法を開発できる可能性も期待されています。口腔内のケアによって、**大腸がんの治療や予防につながっていく可能性も十分にあると言える**でしょう。

中島教授らの研究チームでは、分子生物学的手法も取り入れて、より多くの大腸がん患者を対象にさらに研究を進めるということですが、現時点でも口腔内細菌と大腸がんとの関連が検証されたことで、歯周病菌の恐ろしさがさらに高まったと言っていいでしょう。

歯周病菌が血流に乗って腸管に運ばれると、腸内環境がどんどん悪化していきます。また、口と腸は相互に影響し合っているので、腸内環境の悪化によって口中の免疫力が低下する懸念も忘れてはいけません。

大腸がんに限らず、**諸外国においても近年では歯周病とがんリスクの相関性が続々と明らかにされています**。フィンランドでの研究においても、全がん死亡と膵がん死亡の増加が示されるなど、歯周病関連菌とがん発症との関連を示唆するデータは続々と報告されており、歯周病の予防と治療への感心はさらに高まっていくでしょう。

51

歯周病が招く恐怖の未来③

アルツハイマー型認知症のリスク

2019年1月、アメリカのルイビル大学の研究チームが、オープンアクセスジャーナル「サイエンス・アドバンシーズ」において、**「歯周病の原因細菌であるポルフィロモナス・ジンジバリス菌がアルツハイマー病患者の脳内で確認された」**との研究論文を公開しました。ポルフィロモナス・ジンジバリス菌は、付着力が強いためにバイオフィルム(菌膜)を形成しやすく、歯の骨を溶かすほか、口臭をもたらします。

アルツハイマー型認知症は、「アミロイドβ」という特殊なタンパク質が脳内に蓄積し、正常な神経細胞を変化させることで、脳の働きを低下させたり、萎縮を進行させたりするために生じる脳疾患です。「アミロイドβ」は、これまで脳組織で生成されるものと考えられてきましたが、血液循環によって生成された「アミロイドβ」が脳内に入り込み、蓄積することで、神経細胞の機能を損なわせるという研究報告が発表されています。

ルイビル大学の研究論文によると、マウスの口内にポルフィロモナス・ジンジバリス菌を感染させたところ、6週間後には脳内でポルフィロモナス・ジンジバリス菌が確認され、脳内の「アミロイドβ」も著しく増加したということです。

日本においても、国立長寿医療センター、名古屋市立大学などの研究グループが、マウスに歯周病菌を感染させ、感染させていない対照群との認知機能比較を行いました。実験の結果、**歯周病マウスは、対照群に比べて脳内の「アミロイドβ」が約1・4倍に増加し、脳内炎症分子の上昇や記憶学習能力の明らかな低下が確認できた**のです。歯周病マウスの脳内では、歯周病菌から出る毒素や免疫細胞が細菌を攻撃するために出す脳内炎症分子が増殖し、その結果「アミロイドβ」が増加したと考えられます。

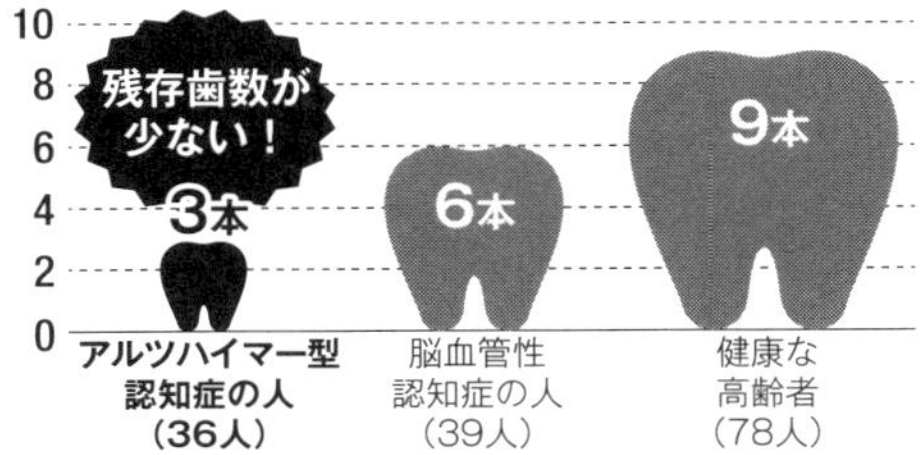

「口腔と全身の健康との関係：名古屋大学医学部口腔学科の研究調査」より

このように歯周病がアルツハイマー型認知症リスクを高める可能性は高く、逆に歯周病の原因菌を防ぐことにより、「アミロイドβ」の増加を抑制して、脳の神経細胞を守るという治療法が脳治療の世界で注目されるようになっています。認知症の効果的な予防法や治療薬はまだ確立されておらず、新薬の開発も求められています。

52

歯周病が招く恐怖の未来④

肥満・糖尿病悪化のリスク

歯周病は、歯の周囲の歯ぐきなどの組織に細菌が感染して起こる慢性的な感染症です。実は歯周病は「糖尿病の6番目の合併症」と言われ、**糖尿病の人はそうでない人に比べて歯肉炎や歯周炎にかかっている人が多い**という疫学調査が報告されています。

しかし、糖尿病の人が歯周病になりやすいという原因については、まだ十分に解明されていません。高血糖が続くと体の免疫機能が低下してさまざまな感染症にかかりやすくなり、糖分を多く必要とする歯周病菌が増殖しやすくなると考えられています。

ところで、最近の研究では、**「歯周病になると糖尿病の症状が悪化し、歯周病を治療することで血糖値のコントロールが改善する」**という、従来とは逆に歯周病が糖尿病を悪化させるという関係が明らかになっているのです。

日本歯周病学会の『糖尿病患者に対する歯周治療ガイドライン』（2008年）では、「組織破壊は感染と最終糖化産物誘導サイトカインの両者によって相互に影響を受け、糖尿病に対する歯周治療の効果が注目されている」と指摘されました。

どうやら、**歯周病と糖尿病は双方向に関係し合っており、深い関連性がある**ようです。歯周病が重症化すると、細菌の塊であるプラークが歯に層を形成して付着します。プラークが付着すると、歯周病菌の代謝産物や内毒素が体に攻撃を与えます。**歯周病菌の死骸が内毒素と呼ばれる多量の毒素をまき散らすと、血糖値にも悪影響を及ぼします。**血液中の内毒素は、脂肪組織や肝臓からの炎症性サイトカインである「ＴＮＦ-α」の産生を促すのですが、この「ＴＮＦ-α」は、血液中の糖分の取り込みを抑える働きもあるので、体内のインスリンの働きも悪化させてしまうのです。

つまり、歯周病が**「ＴＮＦ-α」の分泌を活発にするために、血糖値のコントロールを悪化させ、結果的に糖尿病の発症につながる可能性があると考える**のが合理的なのです。

慶應義塾大学医学部の研究グループが、２０１３年に歯周病を合併した糖尿病患者に、抗菌薬を用いた歯周病治療を行いました。その結果、血液中の「ＴＮＦ-α」濃度が低下すると共に、血糖値のコントロール状態を示す「ＨｂＡ１ｃ」の値も改善するという結果が得られたのです。

歯が健康な人ほど、糖尿病や肥満になりにくいのも確かです。歯周病を予防することは、糖尿病や肥満のリスクを避けることにもつながるのです。

53

歯周病で不妊や早産のリスクが上昇！

妊婦の8割近くが歯周病を発症という報告も

「妊娠中の女性は歯ぐきに炎症が起こりやすい」ことをご存じでしょうか。「妊娠性歯肉炎」と呼ばれていますが、これは決して軽視できるものではありません。妊婦が歯肉炎などの歯周病になると、**早産のリスクは約7倍以上にもはね上がります。さらに、低体重児になるリスクも上昇し、こちらも約7倍**です。これは喫煙や飲酒をする妊婦よりも高い数字です。

早産や低体重児出産は、歯周病菌が作る毒素が血液を介して胎児に送られ、胎児の健康的な成長を直接阻害するために起こります。また、毒素の影響で子宮の異常収縮が生じることも原因だと言われているのです。

さらに、**歯周病を発症している女性は、歯周病がない女性よりも妊娠するまでの期間が遅れてしまうリスクが2倍以上になる**という研究結果もあります。西オーストラリア大学の研究報告によると、妊娠が遅れるリスクは、歯周病の女性が13・9％で、歯周病がない女性は6・2％という結果が紹介されています。**歯周病菌が増殖することで、ホルモンバランスに影響が**

生じて、妊娠に悪影響が出ることも懸念されており、歯周病が正常な妊娠を妨げる可能性に警鐘が鳴らされているのです。

　広島県の歯科医師会が２００９年に行った調査では、**妊婦の78・6%が歯周病であるというショッキングな結果**が報告されました。妊婦が歯周病を発症しやすい原因としては、妊娠の影響によって歯磨き粉や洗口液のニオイや味を不快に感じ、つい口中のケアがおろそかになるからではないかという説や妊娠ホルモンなどの影響により、妊娠していない時よりも歯周病にかかりやすくなるとも考えられています。

妊婦における早期低体重児出産の危険率

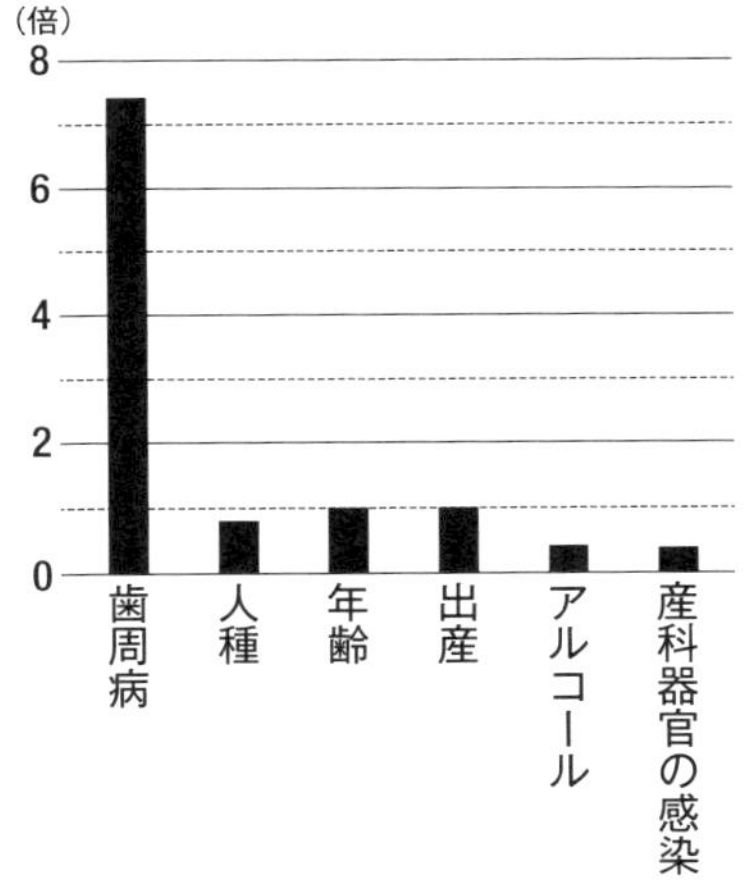

日本臨床歯周病学会「歯周病と妊娠」より

　通常の場合、歯周病内科治療では抗生物質で歯周病菌を退治する方法が一般的ですが、抗生物質は胎児に奇形などを誘発（催奇形成）するリスクがあるために、妊婦に対して使用する時は厳重に注意する必要があり、避けるケースが多いのです。妊婦にとってもリスクが高い歯周病は、本当に恐ろしい病気であることは間違いありません。

54

「歯髄細胞バンク」もスタートして注目度大

歯周病治療の鍵を握る「幹細胞」とは？

2016年、大阪大学歯学部付属病院において、世界初の試みとなった画期的な手術が行われました。それは**「欠損した部分に患者さん自身の腹部の脂肪から取り出した幹細胞を移植して歯ぐきや骨を再生させる」**という手術です。

この治療法を開発したのは、大阪大学歯学部の村上伸也教授。その治療法は、まずは患者さんの腹部の脂肪を採取して、骨や筋肉などに変化する性質がある幹細胞を採り出して培養します。次にこの幹細胞を、歯周組織が失われた部分に移植します。幹細胞は時間をかけて骨や歯ぐきの細胞に変化していきます。移植した幹細胞は、骨の再生を促すタンパク質を分泌しているので、歯槽骨の形成を助長するのです。

1例目の患者さんのケースでは、腹部から採取した脂肪組織から、幹細胞を分離して2カ月間培養した後、幹細胞の移植手術を実施しました。局部麻酔をして1時間ほどの手術で、入院の必要もなかったということです。2週間後には歯ぐきはほとんど通常の状態にもどり、9カ月後のX線検査で歯槽骨が再生していることを確認できたそうです。

これまでは、進行した歯周病については、人工膜を使ったGTR法などの再生治療が行われていました。しかし欠損部分の進行度など、適応するには制限があったのです。

自らの脂肪組織から採取した幹細胞を使った治療法であれば、原則として何も制限はないばかりか、さらに自分の細胞を移植するために拒絶反応も極めて少ないというメリットもあります。基本的には埋め込むだけで骨などの細胞を再生し、失われた歯周組織を作り上げることができます。

抜歯した歯から採取した幹細胞で「再生歯」を作る!?

近年では、歯の幹細胞から歯ぐきや骨を再生するという、再生医療の臨床試験が進んでいます。歯の中には、「歯髄細胞」というものがあり、さらにその中には「幹細胞」と呼ばれる組織があります。この幹細胞は、「細胞の種」ともいわれており、失われた組織や機能を再生させる「再生医療」に大変役立つことが明らかにされました。

歯の幹細胞は、**抜歯した乳歯や永久歯、親知らずから採取できるため、身体への負担が少な**

い上、**増殖能力が高く、短期間で多くの幹細胞を得られることなど、数多くのメリットがあります。**歯髄細胞を活用した再生医療は、歯周病治療の切り札としても大きな注目を集めているのです。

特に最近の研究としては、体内培養法や体外培養法をはじめ、さまざまな培養方法で幹細胞を培養することによって、天然歯と同じ形や機能を再現した「再生歯」を作る取り組みが進められています。こうしてできた再生歯を新たなインプラントとして用いることで、**歯の欠損を治療することを目的としています。**

歯科治療だけでなく、全身の病気に対して治療効果がある

幹細胞を活用した再生歯によるインプラントは、「究極の歯の再生医療」だと言われています。歯の**幹細胞の魅力的な能力は、歯髄再生や歯の再生のような歯科治療だけでなく、全身の病気に対する治療効果が期待できる**ものです。

これまでに行われた動物実験において、マウスやラット、ウサギなどを用いた疾患モデルにより、脊髄損傷、脳虚血、下肢虚血、心筋梗塞、筋ジストロフィー、角膜上皮欠損、毛包欠損

といった、全身疾患に対する歯の幹細胞の治療効果が認められています。骨髄や脂肪の幹細胞と同等の能力を備える歯の幹細胞は、歯科疾患に限らず全身疾患の治療にも応用できることを強く示しており、医療全般における歯科の重要性があらためて再認識されました。

歯科医療の先進国では、歯の内部から取り出される幹細胞、歯髄を保存して将来に備える「歯髄バンク」が事業化されていますが、日本でも日本歯科大学を皮切りに、歯髄細胞バンクがスタートしました。目覚ましい発展を続けている再生医療の研究において、歯髄細胞バンクへの期待感も非常に高まっています。

歯周病患者の皮下脂肪を使った再生医療

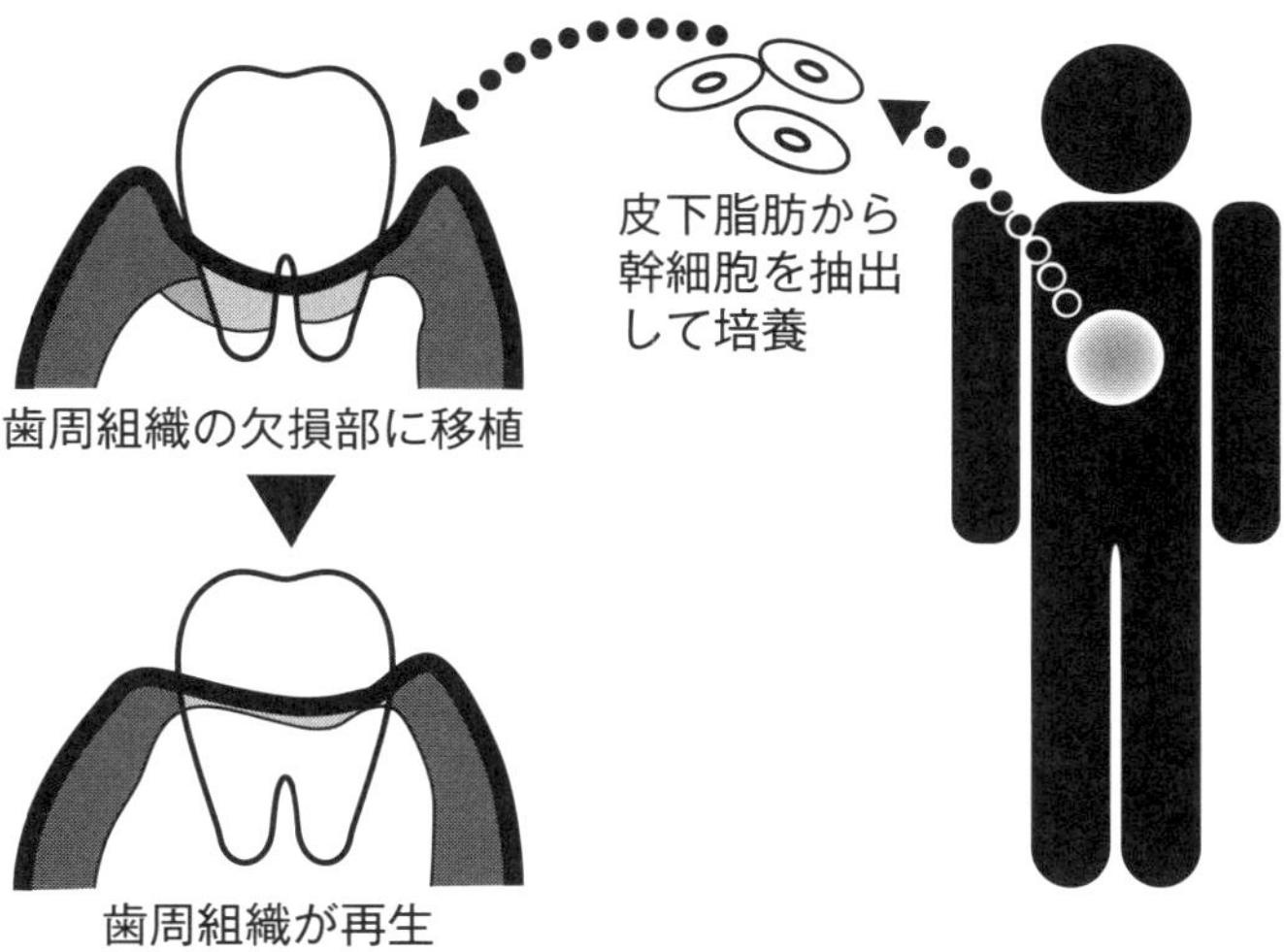

55

10秒間のうがいだけで歯周病菌を殺菌できる!?

「口をすすぐだけ」の歯周病治療水にご用心!

「パーフェクトペリオ」と呼ばれる治療水をご存じでしょうか。2000年代後半に登場したパーフェクトペリオは、「次亜塩素酸電解水」の殺菌効果により、「口をすすぐだけで歯周病菌を殺菌できる」などと謳って、手軽な治療法としてメディアなどで紹介されてもてはやされました。**たった10秒間うがいをすれば、口の中の虫歯菌や歯周病菌を殺菌できるなどと言われ、これを治療に用いる歯科医院も少なくありません。**同様の効果を謳ったパーフェクトペリオの類似商品なども出回っています。

これらの治療水は、従来のうがい薬や洗口剤、機能水などと比較して、「バイオフィルムを破壊し、バイオフィルムの中の虫歯菌や歯周病菌を破裂させて、ほぼ完全に殺菌する」という触れ込みです。東京医科歯科大学歯周病学分野より、2009年にパーフェクトペリオを取り上げた基礎的な学会発表がなされていることも確かです。ただし、**学術発表は基礎的な研究に留まり、臨床的な研究報告はありません**でした。

また、日本歯周病学会は**「科学的根拠が不十分で、今後その安全性と有効性について学術的な場で十分討議された後に臨床に応用されるべきである」**という見解を示しました。つまり、「安全性と有効性が十分に証明されていない」とも言えるのです。発売元では、ラットなどを用いた経口毒性試験や皮膚刺激性試験の結果など、安全性に関して問題がないというデータこそ示しているものの、臨床研究のデータについては、明確な根拠が示されているとは言えない状況なのです。

医療の世界では、「エビデンス」、**つまり科学的根拠が絶対視されます。科学的根拠が示されないものは、信頼性が低いというレッテルを張られても文句は言えません。**したがって、私自身も現時点ではこのような治療水の効果を信じることはできませんし、当院で使用することもありません。

この種の機能水生成装置は大変高額な機器です。これを購入した歯科医院の中には、減価償却が終わっていないために、効果が十分に実証されていないことを知りながらも、未だに機能水を使った治療を行っているケースがあると考えられます。効果が立証されていない治療に対して費用を請求することは、同じ医師として正直なところ疑問を感じざるを得ません。

56

老け顔の人は、脳年齢や心身の年齢が衰える！

歯を失うと早死にする」のはなぜか？

「老け顔の人は、見た目が若い人より早死にする」というショッキングな研究が、２００９年に南デンマーク大学のユーア・クリステンセン教授らのグループによって発表されました。同教授は老化医学が専門で、いわゆる「老け顔」と健康との関連性を実証したのです。

同教授は、70歳以上の双子ばかりを集めて、７年後にその生存状況を調査しました。対象者のうち、全体の37％に当たる６７５人が死亡していたのですが、**亡くなった人の多くは、７年前の調査で「老けて見られた人」だったのです。その死亡率は、若く見られた人たちの１・９倍に及びました。**

さらに、見た目の年齢の違いが大きいほど、老けて見えた双子の片方が早く死亡していました。また、若く見られた人たちがより長生きする傾向も示されたのです。同教授は「苦労の多い生活を送った人々が、より早く死ぬ傾向があるのかもしれない。彼らの人生が顔に反映して老けて見えたのかもしれない」とコメントしています。

研究グループは、染色体の末端に見られる「テロメア」の長さを調査。テロメアは染色体末端部を保護する働きがあり、老化や寿命と相関関係があるからです。細胞が分裂を繰り返す毎に、テロメアは短くなっていきます。一定の長さ以下になると細胞は分裂を停止して死に至るため、テロメアは「生命の回数券」とも呼ばれています。同研究においても、**老けて見える人のテロメアは短く、若く見える人ほど長い傾向があった**とのこと。なお、年齢、性別、職業などはこの結果に影響を与えなかったそうです。

歯周病などで歯を失った人は、見た目も老ける傾向があります。2018年には、韓国の研究グループによって、自分の年齢が実年齢より若いと感じている人は、脳の神経細胞が集中する「灰白質」の密度が高く、実年齢より老けていると感じる人よりも記憶力や運動能力が高く、うつの傾向が少ないことも示されたのです。

歯周病などで歯を失って見た目が老けると、それを自覚することにより、脳年齢までも老けてしまうのです。つまり、**老け顔の人は、自分を老けていると思い込むことによって、心身が負のスパイラルに入ってしまい、結果的に寿命を縮めてしまう**のかもしれません。逆に言えば、自分を若いと思い込んでいれば、正のスパイラルに入って、脳も心身も若さを保ち、見た目も若くなり、結果的に長生きができるとも言えるではないでしょうか。

57

唾液交換によって歯周病が感染する！

「キスをすると早死にする」ってホント？

歯周病が万病のもとであり、早死にする可能性を高めることは、残念ながら認めざるを得ません。そして虫歯や歯周病は、口の中の細菌が起こす感染症です。**つまり、風邪やインフルエンザなどの感染症と同様に、虫歯や歯周病も人から人へとうつる**のです。

過去の研究からも、歯周病菌や虫歯菌が他人の唾液を介して感染することが判明しています。特に母親や家族からの感染が多く、具体的な感染ルートは口移しの食事やスプーンなどの共用、キスなどです。生後19カ月前後が最も感染しやすく、この時期のことを「感染の窓」と呼んでおり、ちょうど1歳半くらいの時期です。

ただし、虫歯菌の感染はほぼ子供の時期に限定されるのですが、歯周病菌に限っては、成人してからも感染するのです。ある検証によれば、**歯周病の25～75％は夫婦間の感染であるという結果が示されており、アメリカなど欧米諸国では「歯周病はキスで感染する」ということが定説**となっています。

歯周病の原因菌は唾液の交換だけでも感染してしまいます。自分が口の中を清潔にしていても、パートナーとのキスによって原因菌をもらってしまう可能性もあるのです。もちろん、相手に菌を与えてしまう可能性もあります。キスをしなくても、例えば同じ食器やグラスを使ったり、まわし飲みしたりすることも感染の原因になってしまう可能性もあります。

ただし、歯周病感染の危険があるからと、愛し合っていてもキスは控えるべきだとまでは、私は言いません。歯周病ケアは、プラーク（歯垢）コントロールが基本。正しいケアで毎日歯に付着するプラークをきっちり除去することが肝心なのです。本書で再三触れてきましたが、**プラークを除去するには、歯磨きだけでは不充分であり、歯間ブラシやデンタルフロスを使ってケアすることが必要**です。もし、歯周病にかかってしまったら、家族やパートナーにうつさないためにも、歯周病の治療をしっかり受けて、口の中の細菌数を減らす必要があります。例えば、やむを得ず赤ちゃんに口移しで食べ物を与えてしまった場合でも、感染の確率を低く抑えることができるでしょう。

「キスをすると早死にする」というのは、決して事実からほど遠くはありません。それでも、しっかり歯周病ケアをしていれば、キスをしても問題ないでしょう。ただ、歯周病にかかってしまった人は、愛する人に感染させないためにも、しっかり治療してください。

58

3歳以上の犬の8割が歯周病にかかっている！

愛犬にキスすると歯周病のリスク大

私は獣医ではないので決して詳しいわけではありませんが、**「3歳以上の犬のうち、約8割は歯周病にかかっている」**という話を聞きます。散歩中などに、マウス・トゥ・マウスで犬とじゃれ合っている愛犬家を見ることも少なくないのですが、実は危険な行為であると言えるでしょう。

犬の歯は三角形の鋭い形状をしているので、歯周病の原因となる歯石が溜まりにくいと、以前は言われていました。そもそも、野生の犬は動物の肉を食いちぎって食べていたから、歯石も溜まらなかったのでしょう。しかし、ペットの犬は飼い主に大事に育てられているし、食事もだいぶ柔らかくなっています。そんな現状から、**犬が歯周病にかかることが当たり前になってきた**のだと思われます。

親が口移しで小さな子供に食べ物を与えたり、キスによって虫歯や歯周病に感染すると166ページで前述しましたが、相手がペットの犬でも同様です。人間同様、犬の口の中も大量の雑菌で溢れているのですが、愛犬にキスをしたり、ペロペロとじゃれ合ったりすれば、歯周病が感染するリスクが高まる可能性があると言えるのです。ペットにも定期的な歯科検診は怠らず、歯石などの歯周病の原因を除去し、ケアをすべきです。**歯周病は人獣共通感染症のひとつであり、犬や猫から人に、また人からペットにもうつる危険性があります。**できるだけ頬ずりやキスは避けるべきでしょう。

最近は、動物病院でも歯石取りをしてくれるようになっています。毎月1回くらいのペースで病院に通い、歯石取りを行ったほうがいいでしょう。また、歯周病に限らず、動物だけが持っている菌があることにも注意が必要です。例えば、犬の7割超が口内に持っているという「カプノサイトファーガ」という細菌があります。これは原則として人には無害なのですが、まれに感染症を発することがあります。高齢者や妊婦、がん患者、アルコールを過剰に摂取する人など、免疫力が低下している人たちは危険です。

アメリカのオハイオ州では、**高齢女性が愛犬に傷口を舐められたことから、カプノサイトファーガ感染を起こし、手足切断に至った**という例もありました。傷口から侵入して広がった菌が全身に回ってしまったためです。このような例はレアケースではありますが、「傷口を犬に舐めさせてはいけない」ということは認識してほしいと思います。

59

酸性飲料を大量に飲むと「酸蝕歯」の危険あり

炭酸飲料や果汁飲料の飲み過ぎで歯を失う!

近年で問題になっている「酸蝕歯《さんしょくし》」は、酸によって歯が溶けること。虫歯や歯周病と同様に、歯を失う原因のひとつでもあり、**酸性の強い食品や飲料を大量に摂取すると、「脱灰《だっかい》」を起こし、歯のエナメル質からリン酸カルシウムの結晶が溶け出してしまう**のです。この症状を「酸蝕症」と呼びますが、これは非常にゆっくりと、何年もかけてジワジワと進行するのです。

口の中のpH値は通常でpH6・5~7であり、弱酸性から中性となっています。私たちの口の中で唾液が十分に分泌されていれば、酸を洗い流して中和してくれるので問題はありません。しかし、**歯の表面を覆っているエナメル質は、pH5・5以下の酸性のものに対しては弱いので、酸性の飲食物ばかりを取っていると脱灰が起こってしまい、酸蝕症を引き起こす**ことになります。

酸性の飲食物は、私たちの周囲に溢れています。pH値が少ないほど酸性が強いのですが、**コーラなどの酸性飲料はpH値2・2~2・9**です。オレンジジュースなどの100%果汁飲料だと

pH値4・0前後、ビールはpH値5・0前後くらいのものが多いようです。**健康飲料として人気の黒酢も、pH値は3・1程度なので、酸蝕症の面では注意が必要**です。

食品関連では、柑橘系のフルーツにご注意。**レモンはpH値2・1、グレープフルーツは3・2、オレンジやミカンは3・5〜3・6と、いずれも酸蝕歯になってしまうリスクのある数値**と言えます。これらのフルーツを含んだ果汁飲料も警戒が必要でしょう。酢を使ったドレッシングもpH値3・1〜4・0のものが多いため、野菜サラダを食べる際はドレッシングの使い過ぎに注意すべきです。

なお、飲食物のpH値だけで判断するのではなく、酸の種類によっても酸蝕能（酸蝕を引き起こす能力）が異なるために、より注意が必要であるという見解もあります。例えば、ソフトドリンクに含まれることの多いクエン酸とリン酸を比較した場合、**クエン酸のほうが、酸蝕能**が高いといわれています。クエン酸には疲労回復効果があり、代謝を上げる作用もあるため、ダイエットにも人気です。健康面でのメリットが多いのですが、酸蝕症のリスクを高めるのです。

酸性の飲食物を大量に摂り過ぎなければ、それほど心配はないのですが、こうした飲食物が大好物という人は、普段から注意したほうがいいでしょう。

60

大食でないのに太りやすい人は歯周病を疑え!

歯周病が肥満を招き、人を死に近づける

1998年に、九州大学予防歯科より肥満と歯周病が関係していることが世界で初めて報告されて以来、国際歯科研究学会やアメリカ歯周病学会をはじめ、歯周病と肥満との相関関係を示す調査結果が、世界中で多数報告されています。

マウスを使った実験でも、歯周病が肥満に結び付くことが実証されました。**歯周病菌が出す毒素である「リポ多糖」をマウスの皮下に4週間連続して埋め込んだ結果、肝臓に脂肪が沈着し、肥満へと結び付いたのです。歯周病菌から出たリポ多糖が、歯肉の炎症部分から血液中に入り込むために、歯周病が肥満に結び付く**のだと考えられます。

肥満になるとインスリンの分泌が減少して働きが悪化し、その結果、糖尿病に結び付くケースも多々あります。さらに、歯周病から肥満、糖尿病へと至るメカニズムは、メタボリックシンドロームと深い関係があります。

メタボリックシンドロームは、肥満、高血糖、高血圧などの危険因子が重なった状態のこと

で、脳卒中や糖尿病が発症する確率をより高めます。この**メタボを防ぐためにも、歯の健康は不可欠と言えます。メタボ予防の基本は、バランスの取れた適切な食生活。それを支える入り口で、土台でもあるのが歯の健康です。**また、自分の歯でしっかり噛んで、ゆっくりと食事をすることは、肥満の予防につながることも明らかになっています。

歯周病は肥満を招き、糖尿病の原因ともなるのです。肝臓に脂肪を蓄積させて高脂血症を生み出すという、メタボ・サイクルが完成してしまわないように、普段から口中のケアをしっかり行うと共に、予防医学の観点からも、歯科医師のアドバイスや定期健診は欠かすことのできないものです。

また、**肥満は虚血性心疾患の重要な危険因子でもあることから、歯周病と虚血性心疾患との関連を明らかにするためにも、歯科医療の世界では、肥満と歯周病との関連について詳細な検討が必要**であるという共通認識が持たれています。

２００３年に、肥満ががんによる死亡率を高めることがアメリカで報告されて以来、肥満はあらゆる部位のがん死亡と密接に関わっていることが実証されてきました。肥満が早死にを招くことは、以前から言われてきましたが、歯周病が肥満を招くのであれば、やはり、歯周病は人を死に近づける恐ろしい病気であるという認識は間違っていないことになるでしょう。

61

巷にはびこる「歯周内科治療」に飛びついて大丈夫?

歯周病を薬で治すのはなぜ危ないのか!

最近では、抗生物質を使って歯周病菌を減らすという治療が広まってきました。歯周内科治療と呼ばれるもので、「まったく新しい治療方法」という触れ込みで、多くの歯科医院で行われています。

そもそも歯周病は、「スピロヘータ」などの細菌や歯肉アメーバなどの微生物が原因で生じる感染症です。微生物と生体の免疫力との相互作用が災いして、歯ぐきの炎症が起こるので、**歯周病の原因となっている微生物を特定し、その微生物を叩く治療ができれば歯周病は改善する**という考え方を基本として生まれたのが、歯周内科治療です。

歯周病の原因となっている微生物を位相差顕微鏡で特定し、その微生物を抗生物質で直接除菌することがその根本で、従来の歯科治療ではあまりなかった内科的な治療と言える方法です。最初に原因を特定して、それをピンポイントで叩くという治療なので、合理的であるとは言えるでしょう。従来の外科的な治療法より手っ取り早いということで、歓迎する患者さんも多いようです。

ただし、**歯周病内科治療のリスクについては、ほとんど語られていないように思えます。抗生物質を使用するということは、耐性菌の出現により、その抗生物質がまったく効かないようになってしまうリスクがある**ということです。特に繰り返して使うほど、その危険性は増します。抗生物質が効かなくなるということが、どれだけ危険なことなのか、おわかりになるでしょうか。「Aという薬が効かないなら、ほかのBやCの薬を使えばいいんじゃないか」という単純な話ではありません。

今後の人生において、**耐性菌によって抗生物質が効かなくなるということは、別の感染症にかかった場合にも、抗生物質が効かなくなることは十分に考えられます。そうなれば、場合によっては命の危険に晒される可能性もある**ということです。

以上の懸念から、私は歯周内科治療に対してはあくまで慎重な姿勢を崩していません。地道な方法ですが、歯周病治療の基本は家庭でのプラークコントロールと歯科医院での歯石除去によって取り組むのがベストだと考えています。プラークコントロールを習慣化することで、再発を防ぐことにつながります。もし、「薬で簡単に治った」からと、甘く考えてケアを怠れば、再発を繰り返して耐性菌を生む危険が増すばかりです。

62

仕事の精神的ストレスが歯周病を招く

職業ドライバーは、歯周病になりやすい!?

２０１６年、岡山大学予防歯科、愛知学院大学、三重大学による共同研究グループが、大変興味深いデータを報告しました。同グループは、名古屋市内で歯科検診を受けた３３９０人を対象に5年間の追跡調査を行い、**男性における歯周病のリスクが職種によって異なる**ことを明らかにしたのです。

その結果、男性では、専門的・技術的従事者と比較して、**工場や建築作業現場などで働く従事者の歯周病リスクは２・52倍になり、販売関連業の従事者は２・39倍、ドライバーや通信サービスの従事者は２・74倍も高い**ことが判明しました。

このような歯周病リスクの高い職種に共通するのは、タクシーやトラックの運転手に代表されるように長時間での労働や夜勤が多いことで、十分な睡眠や休息が取れない傾向が示されます。通信サービス業なども、ユーザーからのクレームを直接受けることが多く、精神的なストレスが高い職種であると言われます。**職業による精神的なストレスは、歯科保健行動に悪影響**

を及ぼすことは以前から知られている通りです。

また、職業間における歯科保健行動の違いも、歯周病発症に差が生じた原因になったと推測されます。つまり、仕事中心で、日常的な健康意識があまり高くない人がこのような職種に多い傾向があるのではないかということです。**長時間労働が多いと、歯の検診などを受診する余裕が生まれにくいという現状**もあります。

また、喫煙や過度のアルコール摂取が歯周病リスクを高めることも実証されているので、このような習慣を持つ人が比較的多い職種の数値が高くなることも考えられます。職業ドライバーの人などは、職業柄長時間にわたって飲酒を我慢しなくてはいけないので、その反動でオフタイムについ飲み過ぎてしまう人も多いのかもしれません。

一方で、**女性は歯周病の発症と職業との間に明確な関連性は見られなかった**ことも、同調査で報告されています。やはり、女性は男性に比べて、健康に対して気を遣う傾向にあるのでしょうか。あるいは、男性ほど社会的なストレスを受けにくいのかもしれません。しかし、同グループの調査対象は、男性が2848人だったのに対し、女性は542人とサンプル数にかなり偏りがありました。そのため、女性の職業上の歯周病リスクが男性より低いと断言してしまうのは、やや早計とも言えます。

63

女性ホルモンと歯周病に密接な関係があった

女性は歯周病になりやすいってホント？

最近の研究では、**じつは男性より女性のほうが歯周病の悪化リスクが高い**ということが分かってきました。なぜなら、歯周病が悪化するのには、女性ホルモンが大きく関与しているからなのです。

女性ホルモンには、ある特定の歯周病菌の増殖を促したり、歯周組織の炎症を悪化させたりする作用があります。女性ホルモンの分泌は、ライフステージによって変わります。そのため、**加齢によるものというより、ホルモンバランスが大きく変化するために、女性に特有の歯周病になりやすい時期がある**のです。

まず①**初潮を迎える時期**、**次に②妊娠・出産**、**そして③閉経・更年期**と、大きなもので3つあります。さらに、普段の月経周期においてもホルモンバランスは変化するため、例えば「生理の前にいつも歯ぐきが腫れてしまう」という人もいます。

特に①の初潮を迎える頃には注意。この時期は女性ホルモン（エストロゲン、プロゲステロン）が多量に分泌されるために、歯肉の血液循環が促されます。すると**歯肉が刺激に対して極めて敏感になり、炎症を起こしやすくなります。**「ホルモン性歯肉炎」と呼びますが、これが悪化すると歯周病に進行することがあるのです。

②の妊娠時ですが、妊娠中は女性ホルモンのプロゲステロンが増加するので、やはり歯肉は刺激に敏感になります。この時期には口内**ケアを負担に感じる妊婦さんも多く、歯周病にまで悪化するリスクが高まる**のです。

そして③の閉経・更年期の場合、この時期の女性は、体やホルモンの変調が目立つ時期です。どうしても精神的なストレスが溜まりやすくなります。また、**閉経後は一般的に骨粗しょう症が進むために、歯を支える組織が急激に破壊される**ことも歯周病リスクを高める原因になると考えられるのです。

この章では何度も指摘してきましたが、歯周病は全身疾患に関与することがわかっています。特に女性の場合は、妊娠中の女性が歯周病にかかっていると、低体重児および早産の危険度が高くなるのです（156ページ参照）。そのリスクは、タバコやアルコールなどよりもはるかに高い数字ですから、しっかり歯周病予防を心がけてほしいと思います。とにかく、女性特有の歯周病のリスクを理解し、適切なケアをすることが大切です。

64

歯ぐきマッサージは歯周病に効果なし!?

軽度の歯肉炎の場合を除き、ほぼ期待できない

最近、「歯ぐきマッサージ」という言葉を耳にする機会が増えました。歯科医院でマッサージをしてくれるところもあるようです。歯科医院では歯科衛生士が行うことが多く、手指を使ってじかに歯ぐきをマッサージするものが大半です。歯ぐきを触ってもらうのは気持ちよく、リラックス効果はあるかと思われます。また、歯ぐきの血流を改善する効果も期待できるでしょう。ただし、**歯ぐきマッサージは、歯周病に対する効果は未知数で、軽度の場合を除けば「効果なし」と言っても過言ではありません**。

歯ぐきマッサージを科学的に検証した研究報告としては、神奈川歯科大学大学院歯学研究科災害医療・社会歯科学講座の山本龍生教授のグループが行ったものがあります。軽度の歯周病にあたる歯肉炎の患者さんを対象に、歯ぐきマッサージをやってもらい、細胞増殖の活性度(歯ぐきを細菌から守る歯肉溝の上皮の細胞増殖の活性度)を、歯科衛生士がおこなうスケーラーによる歯石除去の場合とで比較したものです。

なお、この場合の歯ぐきマッサージは歯科医院で行うものとは異なり、自分で行うもの。1本の歯につき、歯ブラシで20秒間振動を加える方法で、正しく行うと約10～15分かかります。通常の歯磨きより、時間も手間も数倍大変なものだと思ってください。

そして検証の結果、歯ぐきマッサージのほうが、スケーラーで歯石を取り除いた場合と比べて、2倍以上活性度が高くなったのです。炎症を示す白血球の数が減っていくスピードも速く、**歯肉炎の炎症によって傷ついた歯ぐきの治癒については、歯ぐきマッサージによって促進されることが実証された**とのことです。

ここで「マッサージの効果が証明されたじゃないか」と思った皆さん、ちょっと待ってください。この検証は、あくまで歯肉炎の患者さんを対象にしたものである点がポイントです。軽度の歯周病である歯肉炎程度であれば、一定の効果を示したとはいっても、**一般的に歯周病と呼ばれている症状の改善に対しては、未知数と考えるべき**です。

なぜなら、いくら歯ぐきの血行を良くして細胞を活性化したところで、プラークが除去できるわけではないからです。それに、歯ブラシでゴシゴシとマッサージしようとすると、強く擦ってしまい、歯ぐきを傷つける心配があります。やはり、歯周病に対しては、歯ぐきマッサージの効果は期待しないほうがよいかもしれません。

65

禁煙するだけで歯周病のリスクは減らせる！

タバコが歯周病の最大リスクである理由

タバコが健康にとって大きな害をもたらすことは言うまでもありませんが、歯周病にとっても然りです。近年では、**歯周病にとってタバコこそ最大の危険因子であるという見解もあるほどです。タバコを吸う人は、吸わない人に比べて3倍も歯周病にかかりやすく、また2倍も多く歯を失っている**というデータもあります。さらに、喫煙本数と歯周病の重症度が比例するということも示されているのです。**タバコを多く吸えば吸うほど、歯周病のリスクが増加する**というわけです。

では、どうしてタバコが歯周病を悪化させてしまうのでしょうか？　まずは、**歯周病菌と戦う役割を果たす白血球の機能が低下**してしまうことが挙げられます。白血球は体内の悪い細菌を退治する作用を持ち、人の健康を保つ上では重要な存在です。タバコを吸うことで、その機能は著しく低下してしまうのです。

また、歯肉に酸素や栄養を供給するのに大切な血管が、タバコに含有されるニコチンによって収縮してしまうことも問題です。歯肉の血行不良を招くと、歯周病菌に対する抵抗力も低下してしまうからです。そして、歯肉を修復するために必要な線維芽細胞の働きもタバコを吸うことで機能が抑制されてしまいます。

さらに、タバコを吸うと、老化のもとになると言われる活性酸素が発生します。この活性酸素を除去するために、体内では大量のビタミンCが消費されます。ビタミンCはたんぱく質の合成に深くかかわっている成分で、ビタミンCが欠乏すると、**歯肉にある線維芽細胞のコラーゲン合成がうまくいかなくなり、コラーゲンが破壊された状態に陥ってしまう**のです。

ほかにも、タバコに含まれるタールは、歯周病の原因となる歯垢や歯石が溜まりやすくなる成分です。実は喫煙することによって、歯肉からの出血を抑制することもあるのですが、それはじつは逆効果で、歯周病が進行しているのに症状に気づかなくなり、悪化させる原因をつくってしまうことになります。

さらに喫煙者は末梢血への影響があるために、治療をしても歯周病の治りが非喫煙者に比べて悪くなるという傾向も見逃せません。

とにかく、歯周病のリスクを減らし、健康な歯を目指すために禁煙は確実に近道となります。タバコが死を引き寄せるのは発がん性の心配だけではないことをお忘れなく。

66

歯周病の毒素が脂肪性肝炎の原因に!

酒を飲まないのに歯周病菌が肝炎を招く

脂肪肝疾患の重症型とも言うべき、NASH（非アルコール性脂肪性肝炎）という病気をご存じでしょうか。これは、飲酒をしないのに肝臓に脂肪が溜まり、自覚症状のないまま脂肪肝から慢性肝炎、肝硬変へと進展していく恐い病気です。これまで、NASHの発症には肥満や糖尿病の関与が指摘されていたのですが、**新たに歯周病菌の出す毒素がNASHの悪化を促す可能性が指摘されている**のです。

横浜市立大学付属病院消化器内科の中島淳教授らの研究グループは、歯周病菌が全身の病気の発症にどのようにかかわっているのかを調査する目的で、NASHの患者の口腔内の唾液を採取して歯周病菌の保菌率を検証しました。

その結果、**NASH患者は健常な人に比べて歯周病菌の中でも悪玉菌として認識されている「P.ジンジバリス」の保菌率が高く、約50%に及ぶことが判明**しました。さらに、悪玉菌が見つかったNASH患者が歯周病の治療を行った結果、肝臓に含まれる酵素で、肝細胞が破壊されて血液中に漏れ出ていると高値を示す「ＡＬＴ」と「ＡＳＴ」の数値が改善したのです。つまり、**ＮＡＳＨの発症に歯周病菌が密接に関わっていることが、データで示された**ということです。同グループの研究成果は、イギリスの医学雑誌「ＢＭＣ Ｇａｓｔｒｏｅｎｔｅｒｏｌｏｇｙ」にも発表されて世界に驚きを与えました。

歯周病は、歯周病菌が歯ぐきに炎症を起こして歯の周囲の組織を壊していく感染症です。一方、ＮＡＳＨは、お酒を飲まないのに肝臓に脂肪が蓄積して、脂肪肝から慢性肝炎、肝硬変、肝がんにまで進展していく病気。歯周病菌とＮＡＳＨとの関連性を解き明かすのは、「炎症」というキーワードに着目する必要があります。

体内に細菌が侵入した場合、免疫が働いて「炎症」を起こして退治しようとします。このとき、ＴＮＦ-αなどの生理活性物質が放出され、体内に刺激を加えます。侵入した細菌のほとんどは体内で退治されますが、悪玉の歯周病菌は体内で数時間から10時間も生き残るのです。血液中に残った悪玉の歯周病菌が脂肪の多い肝臓に到着すると「炎症」が起こります。これが新たな刺激となり、ＮＡＳＨの病状が進展していくのではないかと考えられています。

これまで、ＮＡＳＨを防ぐには食べ過ぎず、肥満を防ぐことであると言われてきましたが、「歯周病を予防する」ことも付け加えるべきでしょう。

67

高血圧の人に歯周病はより恐ろしい

高血圧患者の血圧コントロールに悪影響

２０１８年10月、イタリアのラクイラ大学の研究グループにより、**歯周病によって高血圧患者の血圧コントロールに悪影響を与える可能性がある**ことが示されました。同グループは、２００９年～２０１４年のアメリカ国民健康栄養調査（ＮＨＡＮＥＳ）のデータを用いて、30歳以上の高血圧患者３６００人以上の医療記録と歯科治療の記録を分析し、歯周病が血圧コントロールに及ぼす影響について調査をしたのです。

その結果、降圧治療を受けている高血圧患者の場合、歯周病にかかっていると、歯周病がない場合に比べて収縮期血圧の平均値が２・３～３・０ｍｍHgほど高いことが分かりました。また、歯周病にかかっていると降圧薬が効きにくく、歯周組織の健康状態が良好だった人に比べて、降圧目標を達成できる確率が20％低いことも明らかにされたのです。**歯周病は高血圧を悪化させるとともに、治療を妨げることにもつながる**ということです。

研究グループの中心メンバーで、同大学の口腔外科医であるピエトロパオリ教授は、「内科医は、高血圧患者に対して口腔衛生に十分に配慮し、歯周病の徴候が見られたら積極的に歯科治療を勧める必要がある。歯科医師は、口腔衛生が健康全般にとって重要な要素であることを念頭に置くべきだ」と見解を述べています。

今回の研究結果は、歯周病と高血圧の因果関係を決定的に裏付けるものではないのですが、研究グループのメンバーは「歯周病がある人には綿密な血圧モニタリングが必要であり、高血圧患者では定期的な歯科ケアが血圧コントロールに有益なことが示唆される」と指摘しています。**歯周病が高血圧を悪化させ、降圧治療を妨げるという事実は、やはり見逃せない**と私は思います。

ピエトロポオリ教授は、「高血圧患者において適切な口腔ケアを行うことは、減塩や定期的な運動、体重管理などの血圧コントロールに有用な生活習慣への介入と同程度に重要である」とも付け加えています。

全世界の25歳以上の人口のうち、約40%が高血圧患者だとされます。高血圧は未治療のまま放置すると心筋梗塞や脳卒中、心不全、腎不全に至るので、十分にケアすることが必要です。**高血圧患者が歯周病になると、健康に対する危険はさらに増す**と言えるでしょう。同研究の成果により、歯周病の恐ろしさをより深く認識させることになりました。

おわりに

私は、2004年に大学を卒業して、仁愛会歯科の自由が丘クリニックに勤務し、歯科医師としてのスタートを切りました。以来15年を経過し、院長として患者さんたちに誠心誠意、真摯に向き合ってきたつもりです。

現役歯科医であり、歯科医療の内部にいる私が、このような本を書くことには多少の葛藤もありました。私よりもっとふさわしい人がいるのではないか、という思いもありました。それでも、あえて医療現場の最前線にいる私が書くことに意味があると信じ、日本の歯科医療のためにと、精一杯書き上げたのです。

「歯を磨くな」論が話題になった時などは、私も患者さんたちから質問を受けました。「先生、歯を磨いちゃいけないんですか?」と、不安気に訊ねる方も多かったのですが、「大丈夫ですよ。しっかり歯を磨いてください」と答えました。「歯を磨くな論」に対する私の見解はこの本にしっかり書いた通りです。

歯の健康に関する話題が時にメディアなどで大きく取り上げられるの

は、やはり皆さんが多少なりとも自分の歯に感心を抱いている証拠だと思います。本書に書いた通り、歯周病を予防することは、歯を守るだけでなく、その人の全身の健康と深く関わるので、歯を守ることは「命を守る」こととほぼ同義だと言えるでしょう。

ひと昔前は、「歯医者は人の命に関わらない分、気楽だろう」などと揶揄されたものですが、まったくそんなことはありません。歯周病を予防することが、人の命を守ることに直結することは、本書を呼んで下さった方には自明の理でしょう。だからこそ、私も強い使命感を持って、これからも皆さんの歯の健康に関わっていきたいと思います。

また、本書を刊行するにあたり、不慣れな私をサポートしてくださったすべてのスタッフの方に、感謝の意を表したいと存じます。本当にありがとうございました。

本書を読んでくださった読者の皆様が、真剣に口腔ケアに取り組んでくださり、豊かな人生を楽しんでくださるように、心よりお祈り致します。

２０１９年11月　今枝　誠二

クリニック紹介

医療法人社団仁愛会歯科

目黒クリニック

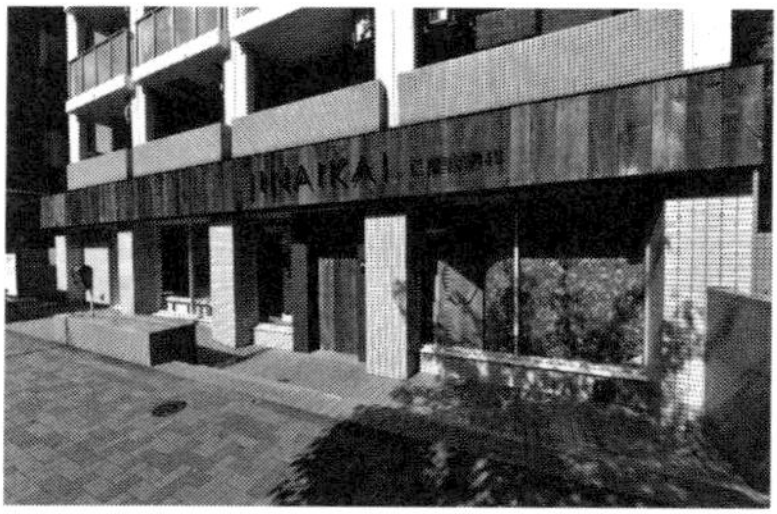

マウスピース矯正システムや口腔内3D光学スキャナーといった、先端機器を揃え、デジタル機器を駆使したスピーディーで適切な診療を行う。スキャナーで撮影したデータをもとに院内で修復物を作製するなど、治療期間の短縮にも努める。院内感染対策についても、世界で最も厳格なヨーロッパ基準EN13060をクリアした、オートクレーブ（高圧蒸気滅菌器）を導入するなど、徹底して衛生状態を管理。保険診療から最先端の診療まで、患者のニーズに応えられるクリニックを目指している。

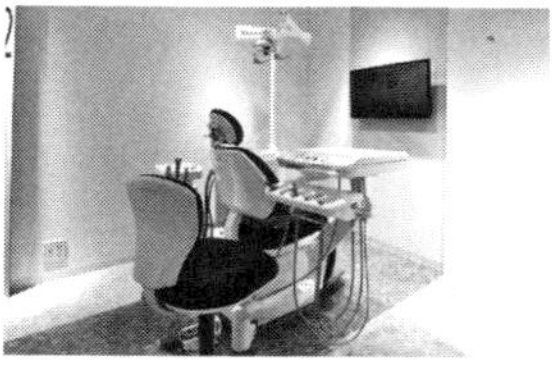

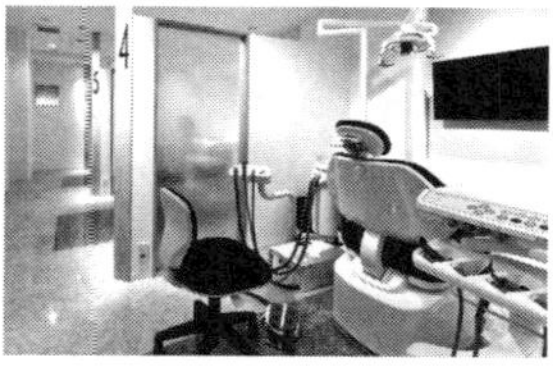

住所：東京都品川区上大崎2-18-3　レジディア目黒1F
TEL：03-6431-8307（要予約）
診療時間：［月火水金］10:00～19:00　［土］10:00～18:30
休診日：木・日・祝
アクセス：JR・地下鉄・私鉄各線目黒駅西口下車徒歩5分

●参考文献

『歯周治療の指針2015』
特定非営利活動法人日本歯周病学会 編／医師薬出版

『歯周病患者における口腔インプラント治療指針およびエビデンス2018』
日本歯周病学会 編／医師薬出版

『口腔インプラント治療指針2016』
日本口腔インプラント学会著、公益社団法人日本口腔インプラント学会 編／医師薬出版

『歯周病学用語集　第3版』
特定非営利活動法人 日本歯周病学会 編／医師薬出版

『日本人はこうして歯を失っていく』　日本歯周病学会／朝日新聞社

『人はなぜ歯周病になってしまうのか』　山本浩正／クインテッセンス出版

『歯科診療所における医療安全を確保するために』
日本歯科医師会歯科医療安全対策委員会 編／日本歯科医師会

『歯科医師とは何か』　飯塚哲夫／STOMA

『新編　歯科医療とは何か』　飯塚哲夫／愛育社

『医学的根拠とは何か』　津田敏秀／岩波書店

『いのちを見つめて歯から治す』　丸橋賢／農文社

『本物の医療・本当の健康』　丹羽靱負／ビジネス社

『一日2人しか診ない、ほんとうの歯科医療』
橋本秀樹／クロスメディア・マーケティング

『たいへん申し上げにくいのですが…』　野口洋文／秀和システム

『やってはいけない歯科治療』　岩澤倫彦／小学館

『聞くにきけない歯医者のギモン40』　若林健史／朝日新聞出版

■監修協力クリニック
笹塚駅前あだちデンタルクリニック
2019年7月開院のデンタルクリニック。院長・足立芳洋
東京都渋谷区笹塚1-30-3 ビラージュ笹塚Ⅲ 2F　☎03-6407-1839

今枝誠二（いまえだせいじ）
医療法人社団 仁愛会歯科 目黒クリニック院長
東京医科歯科大学歯学部卒業、平成21年仁愛会歯科日吉クリニック院長、平成29年より目黒クリニック院長。東京医科歯科大学臨床研修指導医。日本抗加齢医学会専門医。

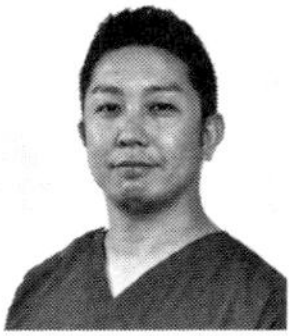

■監修協力：**足立芳洋**（あだちよしひろ）
笹塚駅前あだちデンタルクリニック院長
東京医科歯科大学歯学部卒業、日本歯周病学会認定医。東京医科歯科大学歯科同窓会、渋谷区歯科医師会、口腔インプラント学会。

[編集・制作] 有限会社プロップ・アイ、有限会社エディターズ・キャンプ
[装丁・本文デザイン] 小野寺勝弘（gmdesigning）

現役歯科医《げんえきしかい》が警鐘《けいしょう》　こんな歯医者《はいしゃ》に行《い》ってはいけない

2019年12月13日　第1刷発行

著　者 ―― **今枝誠二《いまえだせいじ》**
発行者 ―― **川端下誠／峰岸延也**
編集発行 ―― **株式会社　講談社ビーシー**
〒112-0013 東京都文京区音羽 1-2-2
電話 03-3943-6559（書籍出版部）
発売発行 ―― **株式会社　講談社**
〒112-8001 東京都文京区音羽 2-12-21
電話 03-5395-4415（販売）
電話 03-5395-3615（業務）
印刷所 ―― **豊国印刷株式会社**
製本所 ―― **牧製本印刷株式会社**

ISBN978-4-06-516947-6